nome do bebê

nome da mãe

nome do pai

____/____/____

data

nVersos

A história do nosso bebê

Cronograma da gestação

1º Trimestre Gestacional

2º Trimestre Gestacional

3º Trimestre Gestacional

Pós-Parto

1º TRIMESTRE GESTACIONAL

Semana 1

A gravidez

A gravidez é uma das fases mais emocionantes da vida de um casal. Serão os nove meses de maior felicidade, expectativa e nervosismo, com hormônios em revolução, o corpo em transformação e um pequeno grande ser crescendo! Um serzinho muito carinhosamente chamado ______________________________ chega ao mundo em poucos meses. Conte aqui porque escolheu este nome:

____

____

____

____

____

Vêm aí meses de cuidados especiais

Então vamos planejar cada momento! Liste a seguir tudo o que você sonha fazer durante a sua gestação.

____

____

____

____

____

____

Seu bebê vai amar saber que desde a primeira semana

já existiam planos e muito amor!

Semana 2

Saúde da mamãe

Para garantir uma gestação tranquila e a segurança do bebê, é fundamental que a futura mãe tome cuidados especiais.

Primeiro Passo - o Obstetra

Esse é o passo mais importante, você precisa ter ao seu lado, nesse momento, um médico obstetra, que transmita segurança e confiança!

Qual o nome do seu obstetra?

Antes de ir à consulta, anote todas as suas dúvidas:

Após todas as recomendações do seu médico obstetra, podemos continuar com mais informação e segurança. Agora começa o seu pré-natal.

Cole aqui o seu cartão de pré-natal

Dica - organize em ordem cronológica

todos os exames solicitados pelo seu médico obstetra.

Segundo Passo - a Dieta!

O ganho de peso em excesso é prejudicial à mamãe e ao bebê, pois pode aumentar os riscos de diabetes ou hipertensão durante a gravidez.

Por esse motivo é de extrema necessidade consultar um(a) nutricionista para orientação nutricional adequada, mesmo que você não tenha tendência a engordar. Na gravidez tudo muda, tudo é muito diferente.

O ideal é a gestante ganhar de 9 a 15 kg na gestação toda, o que é bem difícil sem orientação, porque depois que passam os enjoos a vontade de comer parece incontrolável e interminável. Por isso, a gestante obtendo liberação médica para realizar atividades físicas, ajuda muitoooo! Os exercícios físicos serão benéficos para diversas outras coisas como relaxar, melhorar a postura, reduzir a dor lombar e o risco de diabetes gestacional.

Terceiro Passo - a Pele

Durante a gestação os hormônios fazem a pele da gestante ter maior risco de manchar quando exposta ao sol. São os melasmas gravídicos, que aparecem como duas manchas escuras nas bochechas e no buço. A única forma de preveni-los é usando protetor solar, todos os dias, mesmo os nublados, e até mesmo dentro de casa. Existe no mercado muitas opções de protetores específicos para cada pele e cada necessidade. Meu conselho é: faça uma visita ao seu médico dermatologista, pois somente ele saberá qual o melhor protetor para o seu tipo de pele. Essas são as dicas sobre o tipo de protetor solar:

Pele normal à seca ____________ Creme / UVA / UVB

Pele mista ____________________ Gel creme / UVA / UVB

Pele oleosa e acneica _________ Gel / UVA / UVB

Não é só este o motivo para você visitar o dermatologista. Outro cuidado que se deve ter é com a prevenção de estrias. Para isso é importante não aumentar demais o peso e hidratar bem a pele. Existem muitos hidratantes e o seu médico saberá indicar o melhor para você.

Quarto Passo - o Dentista

Durante a gestação, seus dentes e gengivas precisam de cuidados especiais. Uma higiene bucal adequada, o uso diário de fio dental, uma alimentação equilibrada e visitas periódicas ao dentista são medidas que ajudam a reduzir os problemas dentários que acompanham a gestação.

As gengivas ficam mais sensíveis e propensas a sangramentos, sendo conveniente que você faça pelo menos duas visitas ao seu dentista durante a gestação.

Emergências

Percebendo qualquer sinal preocupante, em qualquer momento da gestação, como sangramento, perda de líquido ou contração, comunique-se, imediatamente, com o seu médico.

Semana 3

Parabéns ______________, você será papai!

A hora de contar ao parceiro que ele será pai é sempre tocante. Independentemente de como a notícia será dada, tenha a certeza: ela sempre será lembrada com muita alegria e amor!

Cole aqui a foto deste momento

Registre aqui como você contou ao papai a notícia da gravidez.

____

____

____

____

____

____

Semana 4

Planejar é preciso!

Neste momento faça uma tabela para planejar as datas das principais decisões, bem como os orçamentos. Assim você decidirá o que pode ou não realizar.

Criar planilhas é a alma do planejamento, pois cuidar dos preparativos sem uma programação pode resultar em correria, desconforto e estresse nos últimos meses de espera.

Preencha a tabela a seguir a lápis, pois, assim, pode modificar caso ache necessário. Peça ajuda ao seu parceiro para decidir o que será melhor para todos!

Saúde	Data Prevista	Orçamento
Médico obstetra		
Dermatologista		
Maternidade		
Nutricionista		
Gravidez em forma		
Dentista		
Pediatra para acompanhar o parto		
Anestesista		
Exames	**Data Prevista**	**Orçamento**
Sexagem fetal		
Ultrassonografias		
Exames de sangue		
Diversos		
Viagem	**Data Prevista**	**Orçamento**
Enxoval do casal		

Compras	Data Prevista	Orçamento
Enxoval em geral		
Segurança da casa		
Decoração/obra do quarto do bebê		
Roupas de gestante		
Fraldas		

Serviços	Data Prevista	Orçamento
Baby planner		
Consultora do sono		
Personal shopper		
Curso de gestante em domicílio		
Fotos		
Recepção da maternidade		
Consultora de amamentação		

Maternidade	Data Prevista	Orçamento
Mala da mamãe		
Mala do bebê		
Mala de acompanhante		
Lembrancinhas		
Diversos		

Pós-parto	Data Prevista	Orçamento
Enfermeira/babá		
Vacinas		
Registro do bebê		
Pós-parto em forma		
Consultora de rotina preventiva		

Viagem	Data Prevista	Orçamento
Enxoval do casal		

SEMANA 5

Primeira Ultrassonografia

Quando fazer? Entre 5 e 8 semanas – Data: _____ /_____ /______

O que é verificado? Quantidade de embriões, localização da gravidez, tempo de gestação.

A ultrassonografia será sua grande companheira durante todo o pré-natal. Com ela, você poderá acompanhar o crescimento do bebê e, até mesmo, ver sua carinha antes mesmo dele vir ao mundo. Serão pelo menos quatro (se quiser fazer mais não há risco nenhum): dois no primeiro trimestre e um em cada trimestre seguinte. Nessas consultas, você vai conhecer melhor o bebê dentro de sua barriga.

A primeira ultrassonografia, normalmente, é feita por via transvaginal, para obter melhor visualização, já que nesse período o feto mede em torno de cinco milímetros. Às vezes, pode ser necessária uma complementação com ultrassonografia abdominal – o que não quer dizer que algo esteja errado.

Nesse primeiro ultrassom, verificam-se quantos bebês estão se desenvolvendo e, a partir da 6ª semana, já é possível ouvir o coração. Em alguns casos acontece de o profissional não conseguir ver o feto ou de não ouvir os batimentos cardíacos – o que é um indício de que a mulher esteja grávida há menos tempo do que imagina e que precisará repetir o exame dentro de 7 a 10 dias. Se você estiver esperando gêmeos, dá para ver se eles dividem a mesma placenta ou se estão se desenvolvendo separadamente (o que determina se serão idênticos ou não).

Outro ponto importante é ver se a criança está localizada no útero ou nas trompas. Também é no início da gravidez o melhor momento para medir com precisão a idade do feto, pois, nessa fase, a margem de erro varia de 5 a 7 dias. Para se ter uma ideia, fazendo a medição no segundo trimestre, ela aumenta para 15 dias e, no terceiro, para 30 dias.

Cole aqui a "foto" do bebê.

Enjoo!!!

Tudo pode enjoar uma grávida. O cheiro da comida, dos doces, do perfume de outras pessoas, e até o próprio perfume.

Na maioria dos casos, os enjoos cessam lá pela 16ª semana; raramente se prolongam durante os nove meses.

Deixe registrado aqui quando passaram os enjoos:_________semanas!

Os enjoos ocorrem em 80% das grávidas. Começam logo pela manhã e vão melhorando ao longo do dia. São simplesmente as alterações hormonais na gravidez! Se forem gêmeos o enjoo duplica, pois os níveis hormonais ficam ainda mais elevados.

A progesterona, que é responsável por manter a gravidez, deixa o estômago mais preguiçoso, ou seja, há uma lentidão no trato gastrointestinal e o alimento demora a chegar ao intestino, provocando os enjoos e até os vômitos.

Em alguns casos os enjoos podem ser mais fortes, prolongados e severos, podendo mesmo comprometer o bem-estar da mãe e até do feto. Nesses casos é aconselhável a procura imediata do seu médico.

Para tentar evitar os enjoos, a gestante recorre a inúmeras receitas. Mas cuidado! Não vá fazer tudo o que mandam, essa é uma fase temporária. Mesmo que na sua gestação os enjoos fiquem por mais tempo, pense que passa rápido. Curta e ame cada segundo!

Não há uma receita infalível que acabe com o enjoo. O que vale para uma mamãe pode não ter efeito para outra. Veja a seguir algumas dicas:

1- Nunca fique mais que duas horas sem comer, o estômago vazio aumenta o enjoo;

2- Sempre tenha na bolsa um lanchinho, como uma fruta, um cereal, um suco e uma bala de menta (alivia o enjoo);

3- Reforce a ingestão de líquidos: suco, sopas, água ou chás. É fundamental que esteja hidratada;

4- Evite comidas picantes, fritas, assadas e condimentadas, pois são de difícil digestão;

5- Prefira alimentos cozidos e grelhados que são de digestão mais rápida;

6- Dirija em vez de ir no carona. Entretanto, o seu estado geral deve ser avaliado. Se a sua gravidez for caracterizada por desmaios frequentes, ou por qualquer outro sintoma que gere risco, não dirija para evitar acidentes. Perguntar ao seu médico;

7- Beba líquidos aos poucos, porque uma grande quantidade no estômago fará você enjoar com maior facilidade;

8- Gelados como picolés de frutas, sorvetes e gelatina;

9- Coma um biscoito de água e sal bem lentamente antes de levantar da cama, uma vez que são ricos em carboidratos e tendem a reduzir os enjoos matinais;

10- Evite se deitar logo após comer. Seu organismo precisa de ao menos 2 horas para digerir o alimento. Prefira alimentos sem gordura;

11- Pratique exercícios. Atividades leves como a caminhada favorecem a digestão, proporcionam a sensação de bem-estar e aliviam o estresse emocional. Quando fazemos uma atividade prazerosa, nosso corpo libera endorfina, substância que melhora nossa disposição física e mental, e até alivia dores. Pergunte ao seu médico se você pode fazer atividades físicas.

12- Evite movimentos bruscos. Quando estamos em repouso, deitados ou sentados, nosso sangue se distribui uniformemente pelo corpo. Por isso, quando realizamos movimentos bruscos como levantar rapidamente, há uma queda repentina da pressão arterial, o que pode causar mal-estar, enjoo e até desmaio. Tais reações são mecanismos de defesa do corpo e nos impedem de prosseguir uma atividade até que o fluxo sanguíneo seja restabelecido;

13- Evite líquidos durante as refeições. Levando em conta que o estômago da gestante leva mais tempo para esvaziar, ao ingerirmos líquido durante as refeições criamos um bolo alimentar ainda maior, dificultando a digestão;

14- Diminua a ingestão de café. Todo alimento de gosto ou odor acentuado pode piorar enjoos e náuseas, portanto, o consumo de café deve ser diminuído ou cortado da dieta. Fique atenta ainda ao fato de que o café é um estimulante e, sendo assim, em excesso pode aumentar a frequência cardíaca da mãe e do bebê;

15- Afaste-se de odores fortes. Algumas gestantes têm seus enjoos desencadeados por odores fortes e variados. Por isso, assim que o cheiro responsável pela náusea for identificado, aconselha-se ficar longe dele e evitar consumir o alimento até o momento em que este não incomodar mais;

16- Cuidado com o creme dental. Pergunte ao seu dentista qual é o creme dental ideal para esse momento delicado. Creme dental com cheiro e sabor fortes enjoam ainda mais a gestante;

17- Escreva um diário. Anote tudo o que você come, descubra o que a deixa enjoada e comece a evitar os principais causadores. Essa dica vale para toda a gestação. Leve a lista com você no dia da consulta ao nutricionista!

Atenção!!! Qualquer alteração deve ser comunicada ao seu obstetra. É importante que você esteja bem nutrida e hidratada para o seu bem-estar e para o desenvolvimento do bebê.

Semana 7

Estresse

A chegada de um filho traz sempre um novo mistério para a mulher, mesmo para aquelas que não são mães de primeira viagem. Diferentes reações são comuns em diferentes gestações. Vale se cercar de todo o conhecimento possível para compreender cada uma delas e superar possíveis dificuldades.

É normal ter nervosismo e ansiedade durante a gestação, em razão das alterações hormonais, das mudanças no corpo e da necessidade de se preparar para a nova fase da vida com o bebê. Mas é importante controlar o estresse para manter a gravidez saudável e diminuir o perigo de consequências desagradáveis para o bebê, por exemplo, aumento do risco de alergia, baixo peso ao nascer, aumento das chances de parto prematuro, maior resistência à insulina e maior risco de obesidade, aumento do risco de doenças cardíacas, alterações cerebrais.

Já entendemos que não vale a pena nos estressarmos... Para você reduzir o estresse durante a gravidez, é importante adotar algumas estratégias:

1- Respire fundo! Sempre ao acordar e ao deitar para dormir, respire fundo por três vezes. Em momentos de maior estresse também é válido fazer essa respiração;

2- Planejar é preciso. Quando tudo está organizado e planejado, dificilmente você vai sair do eixo e se estressar;

3- Tenha uma amiga de confiança. Falar com uma pessoa de confiança e contar o motivo da ansiedade, pedir ajuda para lidar com problemas costuma funcionar;

4- Descanse ao máximo. Use e abuse das suas horas vagas para relaxar as pernas, assistir um bom filme ou, simplesmente, não fazer nada;

5- Faça atividade física regularmente. Exercícios como caminhados e hidroginástica ajudam muito a aliviar o estresse e produzir hormônios que dão a sensação de bem-estar. Consulte seu médico e saiba se você está liberada para praticar atividades físicas;

6- Faça o que gosta. Neste momento é importante fazer o que se tem vontade de fazer, aquilo que simplesmente te deixará feliz;

7- Tenha uma alimentação saudável. Os alimentos têm uma grande influência no estado emocional; portanto, coma bastante frutas, legumes e alimentos integrais. Evite doces e gorduras.

8- Namorar. Aproveite para namorar muito e curtir o companheiro.

9- Viajar. Planeje aquela viagem tão sonhada.

10- Faça uma terapia complementar. Pratique ioga, meditação, faça massagens relaxantes, ou use a aromaterapia para relaxar;

11- Um diário. Tenha um diário na cabeceira e sempre que for dormir anote tudo que te aflige. Alivia muito e vira um grande amigo;

12- Dormir! Durma muuuuitoooo, até cansar!

Caso os sintomas não melhorem, procure o seu médico obstetra para que ele prescreva remédios específicos, se necessário.

Enquanto está gestando, se cuide mais, se poupe mais, relaxe mais e busque ser ainda mais FELIZ!

A seguir, uma lista com os principais alimentos que contribuem para o controle da ansiedade. Leve a lista para o supermercado, mas antes confira com seu nutricionista se os alimentos listados são adequados para você.

( ) Amêndoa
( ) Laranja
( ) Abacate
( ) Uva
( ) Aveia
( ) Espinafre
( ) Queijo Minas
( ) Castanha-do-pará
( ) Batata
( ) Feijão seco
( ) Ovo
( ) Lentilha
( ) Alimentos integrais
( ) Cenoura
( ) Banana
( ) Cereais
( ) Chocolate puro cacau
( ) Damasco
( ) Nozes
( ) Cereja
( ) Carnes brancas
( ) Passas
( ) Leite magro
( ) Maçã
( ) Brócolis
( ) Alface
( ) Tofu
( ) Pão de forma com farinha integral

Dica - **O seu nutricionista poderá indicar a dieta ideal para você. Antes de comer qualquer alimento, certifique-se de que não é alérgica.**

Semana 8

Sexagem Fetal

Que papais e mamães não ficam curiosíssimos para saber o sexo do bebê assim que descobrem que estão "grávidos"?

O prazer de já poder chamar o pequenino da barriga pelo nome, escolher as roupinhas adequadas ou até mesmo decorar o quarto de acordo com o sexo do bebê são desejos de quase todos os pais.

Para os papais e mamães mais ansiosos existe um exame realizado a partir da 8ª semana que aponta o sexo do bebê com quase 100% de acerto. Esse exame chama-se Sexagem Fetal. O exame não é invasivo e é feito pela amostra de sangue da mamãe. Não precisa de jejum e nem de preparação anterior ao exame. Retira-se mais ou menos 20 ml de sangue da mamãe para análise do DNA do feto. Isso mesmo, DNA do feto no sangue da mamãe.

A mulher tem dois cromossomos sexuais X e o homem tem um X e um Y. Se no DNA do feto, a partir do sangue da mamãe, for encontrado um cromossomo Y, pode-se dizer que será um menino. Se não houver esse cromossomo, será uma menina.

No caso de gêmeos univitelinos, idênticos, o teste é válido para os dois bebês. Se o exame der menino, os dois bebês serão meninos. Se der menina, os dois bebês serão meninas. Gêmeos idênticos têm o mesmo DNA e, por isso, o mesmo sexo. Em gêmeos fraternos, bivitelinos, o resultado positivo para "Y" significa que ao menos um dos gêmeos será menino. Se o resultado der ausência de cromossomo "Y" pode-se dizer que são meninas.

A Sexagem Fetal tem quase 100% de acerto se for realizado a partir da 8ª semana gestacional. Antes há maior risco de erro.

Mais informações:

- O exame é realizado somente na rede particular.
- Não é preciso levar pedido médico para realizá-lo.
- Geralmente o resultado sai em cinco dias úteis.
- Não faça o exame antes da 8ª semana, pois o resultado poderá dar errado.
- O exame só serve para saber o sexo do bebê.

O exame pode dar errado caso a mamãe já tenha recebido transfusão de sangue ou transplante de algum órgão.

Cole aqui o resultado da sexagem fetal.

Semana 9

Guarde seu teste de gravidez!

Saber que está grávida é um momento único e cheio de amor, então vamos eternizar esse momento nesta página.

Tipos de teste de gravidez:

Há dois tipos de testes mais conhecidos para se detectar uma gravidez: o teste de farmácia – que é feito com a urina, pela própria mulher (em casa) –, e o exame de sangue e urina, realizado em laboratório.

Os dois detectam o hormônio gonadotrofina coriônica humana (que tem como sigla HCG) e é produzido pela placenta, quando a mulher está grávida.

Qual foi a sua escolha de exame?____

Quando foi realizado?____

Cole aqui o seu exame de gravidez.

Semana 10

Chá de Revelação

O Chá de Revelação é para comemorar junto com os amigos mais próximos e familiares. É uma forma emocionante de descobrir o sexo do bebê junto a todos.

Existem dois exames para descobrir o sexo do bebê, a Sexagem Fetal, realizada na 8ª semana, e a ultrassonografia, feita na 16ª semana. Independentemente do exame escolhido, envie seu resultado para a boleira ou para a pessoa responsável pela organização do evento, porque os papais só devem saber o sexo do bebê no dia do Chá de Revelação.

Existem várias formas de revelar o sexo do bebê nessas ocasiões.

Revelando o sexo do bebê para o casal e os filhos

Você pode fazer algo bem intimista, só o casal e os filhos (se já os tiverem) em casa. Com um pequeno bolo, um jantar especial...

Podem colocar balões rosa ou azul dentro de uma caixa para abrirem juntos, ou o tradicional bolo com recheio rosa ou azul.

Descobrindo com os amigos mais íntimos e a família em um restaurante

Podem ir todos para um restaurante, que tenha a cara do casal, com reserva antecipada para que possam escolher uma mesa bem à vontade. Levem somente o bolo com o recheio rosa ou azul, pois terão o que importa: as pessoas queridas e a descoberta do sexo do seu bebê. Se quiserem podem até levar balões para descontrair o ambiente.

Festa - Chá de Revelação para a família e amigos

Se vocês resolverem fazer uma festa com todos os familiares, segue, na página ao lado uma planilha para planejar o que você quer que tenha, ou não, no seu evento.

Dica - Lembre-se que o ponto alto da festa deverá ser o corte do bolo, a caixa de onde saem os balões ou o que mais a sua imaginação criar para mostrar a cor referente ao sexo do bebê.

Planejando a revelação do Sexo	Sim	Não
Bolo		
Docinho		
Cupcake		
Pirulito		
Algodão-doce		
Suco		
Refrigerante		
Água		
Cerveja		
Comidinhas		
Lembrancinha		
Balão		
Flores		
Forminha		
Cookies personalizados		
Cakepops		
Pipoca doce colorida		
Fotógrafo		

Cole aqui a foto deste momento.

Semana 11

Segunda Ultrassonografia

Quando fazer? Entre 11 e 14 semanas – Data: _____/_____/________

O que é verificado? Anatomia do feto, risco de doença genética, translucência nucal.

Esse segundo exame é chamado de morfológico do primeiro trimestre. Trata-se de uma ultrassonografia mais detalhada, que analisa a formação dos órgãos e de toda a estrutura do feto. Nela realiza-se a translucência nucal, em que os médicos medem o espaço na região do pescoço para determinar problemas cromossômicos, como a Síndrome de Down. O resultado desse procedimento é inserido em um *software*, junto com outros dados, como a idade da mãe e antecedentes de doença genética na família, para calcular a porcentagem de risco de doenças cromossômicas. Além do ultrassom é recomendado realizar também um exame de sangue para verificar as dosagens dos hormônios PAPP-A e Beta-HCG livre, para aumentar a precisão do cálculo para doenças genéticas.

Cole aqui a "foto" do bebê.

Semana 12

O Sono

A gravidez traz um monte de surpresas inesperadas, mas talvez uma das menos bem-vindas seja uma interrupção no seu horário de sono. Estar grávida é desgastante, então é fundamental que você entenda e compreenda o seu sono.

Muitas futuras mamães têm dificuldade de pegar – e continuar – no sono durante a gravidez em razão das mudanças hormonais e do desconforto físico de carregar um bebê. Embora seja frustrante, especialistas dizem que a situação é corrigível, e já que a saúde do seu bebê depende da sua saúde, quanto mais você dormir durante a gravidez, melhor!

Algumas dicas para um sono saudável:

- Durma pelo menos 8 horas por noite;
- Beba bastante líquido durante o dia e vá diminuindo no decorrer para não passar a noite urinando;
- Escreva no seu diário tudo o que te angustia e a deixa nervosa;
- Mantenha uma dieta balanceada, pois os alimentos influenciam – e muito – na qualidade do sono. Consulte seu nutricionista;
- Compre um travesseiro, ou vários, para ajudar a encontrar a melhor posição ao se deitar; tente ficar virada de lado, para a esquerda. Nessa fase, começa a ficar difícil encontrar uma posição mais confortável;
- A atividade física vai fazer você relaxar e dormir melhor. Certifique-se com seu médico se está autorizada;
- Tome um banho quente 15 minutos antes de deitar para relaxar;
- Comece uma rotina e durma sempre no mesmo horário, de preferência cedo;
- Evite ambientes claros e barulhentos;
- Sempre faça respiração profunda por três vezes antes de dormir; relaxa na hora;
- Faça massagem relaxante, ioga e alongamento. Pergunte ao seu médico se está autorizada;
- Durma sempre que o corpo pedir, mesmo que seja somente uma soneca;
- Evite bebidas que contenham cafeína;
- Leia um bom livro ou filme romântico antes de deitar;
- Inclua pelo menos meia hora por dia de exposição solar. Um passeio ao pôr do sol pode ser benéfico.
- Existem algumas posições de ioga que relaxam e podem ser feitas pela gestante antes de dormir, sempre consulte o médico antes de fazer qualquer exercício.

- Um plano de gestação, parto e pós-parto desenhado desde o início trará segurança, fazendo com que você durma melhor.
- Analise o ambiente do seu quarto, computadores e televisões não devem estar no quarto, pois as luzes que são emitidas desses aparelhos interferem na produção do hormônio melatonina, o hormônio do sono.

Se sua indisposição for muito forte e constante, é interessante que você informe ao seu médico obstetra. Fique atento aos sintomas e faça o seu pré-natal corretamente. Assim você garante uma gestação saudável para você e o seu bebê.

Ter uma rotina diária favorece o sono, crie a sua a seguir:

7:00 ______________________________

8:00 ______________________________

9:00 ______________________________

10:00 ______________________________

11:00 ______________________________

12:00 ______________________________

13:00 ______________________________

14:00 ______________________________

15:00 ______________________________

16:00 ______________________________

17:00 ______________________________

18:00 ______________________________

19:00 ______________________________

20:00 ______________________________

21:00 ______________________________

22:00 ______________________________

Semana 13

Local de Compras

Montar o enxoval do bebê é um desafio, principalmente se você for mãe de primeira viagem. Quando descobrimos a gestação é a primeira coisa que pensamos: O ENXOVAL!

As dúvidas são diversas, porém o primeiro passo é decidir onde realizará as compras, já que se for no Brasil a lista de enxoval é uma, e se for no exterior é outra completamente diferente. A lista completa de um enxoval básico vai sair, sim, com menor preço lá fora, se for feita com produtos das mesmas marcas ou de qualidade similares.

Só não se esqueça de levar em conta também a quantidade do que você pode trazer e o imposto a ser pago caso ultrapasse o valor de US$ 500 por pessoa.

Calcule, ainda, o quanto vai gastar de passagem (se tiver milhas, muito melhor), hospedagem, aluguel de carro e alimentação. A partir dos seus custos você consegue avaliar a vantagem de sair do país com esse único objetivo.

É preciso pensar também que, além do quanto essas compras saem mais baratas, esta pode ser uma oportunidade gostosa para o casal viajar, passear e curtir. Caso seja o primeiro filho, vale aproveitar ainda os momentos a dois, que vão demorar um pouquinho para voltar.

O que levar em conta para se decidir pela viagem:

A fase da gravidez: no máximo até a 30a semana. Depois disso fica muito cansativo “bater perna” em *shoppings* e *outlets*;

Época do ano: na alta temporada (dezembro, janeiro, julho e agosto) passagens e estadia são mais caras;

Parcelamento: enquanto no Brasil dá para fazer o enxoval aos poucos, na viagem você terá de dispor de dinheiro para pagar muita coisa de uma só vez;

O controle: os preços baixos e a sensação de que é a sua única chance de ter uma determinada coisa é um perigo para o bolso. É fácil perder o controle e comprar mais do que se precisa – às vezes coisas pouco úteis – a não ser que você viaje com a lista feita por um *personal planner*; Mesmo com o dólar alto, fazer enxoval de bebê no exterior ainda significa gastar 1/3 do que se gastaria no Brasil. Além disso, a futura mamãe tem acesso a produtos que, muitas vezes, ainda nem chegaram ao mercado brasileiro. O ideal é que a gestante faça um bom planejamento, uma lista personalizada e tenha conhecimento do que será comprado (marca e modelo) – e em quais lojas – para não perder tempo e dinheiro. As lojas têm muita variedade e saber o que quer comprar é fundamental para não ficar “perdida” no meio de tantas opções. Por essa razão, a contratação de uma *personal shopper* ajuda na hora de controlar as compras, evitando excessos e economizando.

- As alternativas: muitos *sites*, como o Amazon, entregam itens no Brasil. Alguns produtos, mesmo depois de acrescido o valor do frete, saem por bons preços.
- É importante saber que as compras em Nova York são um pouco mais caras em razão do imposto (6% a 7%).

Para facilitar, faça junto ao seu companheiro um pequeno orçamento com os custos da viagem, preenchendo o quadro a seguir, e tenha certeza que tudo está dentro do planejado.

FIRST CLASS

CARTÃO DE EMBARQUE

No : 12345678900000000000

Passagem: R$ ____________

Hotel: R$ ____________

Aluguel de carro: R$ ____________

Alimentação: R$ ____________

Passeios: R$ ____________

Diversos: R$ ____________

Total : R$ ____________

FLIGHT : 95678A

FROM : BRA

SEAT : 22 D

TO : EUA

GATE : O2

TIME : 06 : 30

SEAT : 22 D

No : 12345678900000000000

Semana 14

Gravidez em Forma

Na gravidez, cuide do seu corpo, mime-se como nunca. O seu bem-estar vai ajudá-la a viver a gestação com energia, boa disposição e muita saúde, para você e para o bebê.

A atividade física na gestação só traz benefícios, por isso não permita que apenas nove meses destruam seu corpo para nunca mais voltar. Procure um profissional especializado em gestantes, pois ele saberá orientá-la nos exercícios específicos para o seu estado, até mesmo beneficiando o tipo de parto escolhido, prestando um serviço direcionado e personalizado. O seu médico obstetra deverá ser consultado antes de você realizar qualquer atividade física.

Roupa de Gestante

A verdade é que no primeiro trimestre este assunto não é muito crítico, uma vez que você pode continuar a usar a suas roupas sem maiores problemas. Uma boa dica para saber se você já está necessitando comprar roupas de grávida é notar se as calças começaram a apertar na cintura quando você se senta, tendo, por vezes, que desapertar o primeiro botão. Essa é uma boa hora de pensar em fazer umas comprinhas. Poderá começar por um novo par de calças e, mal a barriguinha começar a espreitar por debaixo da camisola, talvez esteja no momento de uma camisola mais comprida. Minha dica é: compre os alargadores de calça. Assim poderá usar as suas roupas até o final da gestação.

Estar grávida não quer dizer que você necessariamente terá de comprar roupas de grávida. Os vestidos com corte império, as camisolas mais compridas, as roupas de lycra, podem perfeitamente substituir roupas específicas de grávida. Toda grávida deve ter, pelo menos, uma calça jeans de gestante, pois ela é muito confortável. Invista nos vestidos soltinhos e calças com elástico.

Aproveite para colar aqui uma
foto da sua barriguinha crescendo.

2º
TRIMESTRE GESTACIONAL

Semana 15

Escolha seu Parto

Qual é o tipo de parto mais adequado para você e seu bebê? Conheça cada um deles e as indicações para saber qual é o melhor para sua gravidez.

Umas das maiores dúvidas que alcançam as futuras mamães é: qual tipo de parto é o melhor? E a minha melhor resposta é :

O melhor parto é o que você, a mãe, escolheu para receber esse ser único de amor eterno.

De tempos em tempos vemos campanhas para modalidades específicas, seja o natural ou o humanizado. Mas é importantíssimo entender que esse pode não ser o parto ideal para você.

Os conselhos e dicas vêm de todos os lados, mas essa é uma decisão para ser tomada junto ao seu médico, que recomendará o mais indicado para você. Mas cuidado, alguns médicos preferem mais um tipo a outro. Apenas informe-se com seu médico se dentro do parto escolhido sua saúde e a situação do seu bebê se encaixam.

É muito importante que você conheça os tipos de parto para que possa pensar com calma e levar suas dúvidas ao médico. Ele deve orientá-la sobre o seu parto e não decidir qual será.

Cada modalidade tem suas vantagens e desvantagens, podendo oferecer uma recuperação bem mais rápida ou fazer com que a saída do bebê seja mais fácil.

Entre os mais diversos tipos de partos existentes no mundo, seis deles são os mais ocorrentes. Confira a seguir por que são mais frequentes, quais as vantagens e as desvantagens de cada um e como é realizado o processo.

Normal - O parto normal é a forma de parto mais conhecida, neste tipo de parto o bebê passa pelo canal vaginal para vir ao mundo. Pode ser realizado em diferentes posições, com anestesia ou não. Geralmente, tem menor tempo de recuperação e a alta ocorre 24 horas depois.

Natural - Diferente do parto normal, o parto natural recusa qualquer intervenção médica (a não ser que necessária). Não é usada anestesia ou remédios para acelerar o parto e para realizá-lo é preciso fortalecer a pelve com exercícios.

De cócoras - Muito comum nos séculos passados, realizado tanto por indígenas quanto por gestantes da alta corte, o parto de cócoras é recomendado para quem não tem nenhum problema de saúde e não teve complicação na gravidez. A ação da gravidade ajuda na passagem do bebê pelo canal vaginal, a posição também garante melhor oxigenação da pelve.

Na banheira - Este parto é recomendado para quem não tem nenhuma complicação na gestação e apresenta plena saúde. Grande parte do estresse pelo qual o bebê passa ao nascer vem do fato de ele sofrer um choque térmico entre o útero, quente e acolhedor, e o meio externo. O parto na banheira se passa sob a água, que estará na temperatura de 37° C. Não há risco de o bebê se afogar, pois ele estará recebendo oxigênio pelo cordão umbilical. A água quente relaxa e reduz as dores do parto.

Humanizado - Existe um movimento crescente pelo parto humanizado no país. Ao contrário de um tipo específico de parto, a ideia de parto humanizado é que gestantes retomem o papel de personagem principal no parto, em vez do médico. O parto humanizado parte da premissa de que o nascimento de um bebê é uma experiência natural após a gestação e que todas as decisões sobre ele devem pertencer à gestante. Isso inclui acompanhamento ou não de uma doula, se o parto será realizado em casa ou em um hospital, se haverá anestesia, se a sala de parto terá condições especiais (música, luz diminuída) etc.

Cesariana - Este parto é uma intervenção cirúrgica e é uma alternativa quando o parto vaginal pode colocar em risco a saúde da mãe ou do bebê. Por se tratar de um procedimento invasivo, a Organização Mundial de Saúde recomenda que esse tipo de parto só seja realizado nos casos em tenha justificativa médica. O parto por cesariana tem geralmente a duração de 45 a 60 minutos e pode ser realizado com anestesia espinhal ou anestesia geral. É feita uma incisão com cerca de 15cm no abdômen inferior da mulher e depois uma segunda incisão no útero para retirar bebê. É normal que na cesariana a mamãe fique alguns dias internada para recuperação.

Plano de parto - Em 25 de março de 2015 foi aprovada uma lei que dá a toda mulher o direito de escolha do tipo de parto desejado. A isso se deu o nome de Plano de Parto. Faça o seu Plano de Parto o quanto antes para garantir que seu direito de escolha seja respeitado.

Escreva no coração o tipo de parto escolhido.

Cole o seu Plano de Parto aqui.

Semana 16

Terceira Ultrassonografia

Quando fazer? Entre 14 e 20 semanas – Data: _____/_____/_____

O que é verificado? O sexo do bebê.

É a forma mais difundida de conhecer o sexo do bebê, além de ser a mais barata. A desvantagem é que, dependendo da posição em que o feto está na hora do exame, fica difícil visualizar justo aquela parte essencial... A experiência do médico, assim como a qualidade da máquina de ultrassonografia, também pode facilitar ou dificultar uma informação mais precisa.

É natural que as gestantes tenham curiosidade de saber qual o sexo do seu bebê. Uma dúvida muito comum é a partir de quando será possível ver o sexo fetal no ultrassom. O ideal é a partir da 16ª semana de gestação.

Cole aqui a "foto" do bebê.

Posso ou não posso?

Posso me depilar?

Sim. Depilação com cera está liberada; a laser, não! As gestantes estão liberadas para a depilação com cera porque esta não traz nenhum risco para o bebê. É recomendado o tradicional, com cera morna. O laser deve ser evitado porque seu uso não foi testado de forma científica, não sendo autorizado para gestantes.

Posso pintar o cabelo?

Sim. Somente a partir do quarto mês de gestação. As tinturas, mesmo aquelas sem amônia na composição, e a hena, não devem ser usadas no primeiro trimestre da gravidez. O motivo é que não se sabe se elas podem ser absorvidas pelo couro cabeludo da mãe e o início da gestação é uma fase crítica de formação do feto. Vale saber: escova progressiva, alisamentos e permanentes nos cabelos estão proibidos ao longo de todo o período.

Posso tomar café?

Sim. Refrigerantes, chá preto e chocolate entram na conta da quantidade diária de cafeína. Grávidas podem ingerir cafeína, limitando-se entre 4 e 6 xícaras por dia. Existem estudos que comprovam que o consumo moderado de cafeína não traz riscos para o bebê.

O café possui substâncias ditas “antinutricionais”, que podem interferir de forma negativa na absorção de nutrientes importantes para a gestante. Isso sem contar que em um período em que enjoos e azia são comuns, o café pode piorar o mal-estar gástrico. Não podemos nos esquecer ainda que o café é um vilão para o sono!

Posso ter relações sexuais?

Sim. Grávidas podem ter relações sexuais normalmente. O sexo está liberado durante todo o período da gravidez para as mulheres com gestação normal. A gestante só deve evitar relações sexuais caso tenha algum problema específico, mediante orientação do seu médico obstetra.

Mas mesmo sem passar por uma gestação de risco, não são raras as mulheres que perdem um pouco da libido durante os primeiros meses da gravidez. Um fato interessante é que as gestantes relatam queda no interesse sexual por “enjoo” do marido, o que pode envolver também questões psicológicas por proteção ao feto.

Por isso, se perceber diminuição no desejo, fique tranquila. Tudo deve voltar ao normal em breve. O retorno da libido ocorre no segundo trimestre e se manterá até o fim da gravidez. É fundamental que a grávida não se sinta rejeitada pelo marido.

Posso fazer sexo anal?

Sim. Grávidas podem fazer sexo anal. Durante a gravidez os cuidados com o sexo anal são os mesmos prescritos para qualquer mulher. Não se deve praticar penetração vaginal depois da anal. Caso isso aconteça, o parceiro deve usar um preservativo na penetração anal, que deverá ser descartado antes da penetração vaginal, ou fazer a limpeza do pênis com água e sabonete entre a penetração anal e a vaginal. Também, da mesma forma que fora da gravidez, o coito anal necessita do uso de lubrificante para não provocar trauma na mulher.

Posso trabalhar até o final?

Depende. Trabalhar até o último dia permite que a licença seja toda com o bebê.

Grávidas podem trabalhar até o dia final da gestação, desde que se sintam bem e sejam autorizadas pelo médico. Desse modo, a licença-maternidade fica reservada exclusivamente para o período de aleitamento.

Posso usar removedor de esmalte?

Sim. Grávidas podem usar o removedor de esmalte. O uso de acetona para retirar o esmalte das unhas não traz riscos à gestante e ao bebê.

Posso dormir de barriga para baixo?

Sim. Grávidas podem dormir de barriga para baixo. Se a gestante se sentir confortável, não há contraindicações em dormir de barriga para baixo. No entanto, a partir do quarto mês de gestação, com o aumento do volume abdominal, a tendência é de que a posição se torne desconfortável.

Todos os especialistas indicam a lateral esquerda como a melhor posição para a gestante.

Posso ir a *shows* e baladas?

Sim. Grávidas podem ir a *shows* ou baladas com som alto, com moderação. Não é porque você está grávida que precisa ficar enfurnada em casa e recusar todos os convites para uma festa animada. No entanto, a futura mamãe deve sempre se preocupar com o próprio bem-estar e o do bebê.

Posso tomar banho de banheira?

Sim. Grávidas podem tomar banho de banheira, mas é preciso cuidado com a temperatura da água. Os especialistas não recomendam banho de imersão com água muito quente, principalmente nos primeiros meses da gestação. O aquecimento da água pode provocar contratilidade uterina e aumentar o risco de abortamento.

Posso ter animais em casa?

Sim. Grávidas podem ter cães e gatos, mas com cuidados redobrados. O parasita responsável pela infecção por toxoplasmose pode ser transmitido pelo contato com as fezes de gatos. Mas isso não significa que o animal deve ser isolado. Para evitar a infecção, basta não mexer ou limpar as fezes dos gatos.

Posso tomar anestesia no dentista?

Sim. Grávidas podem tomar anestesia de dentista. A gestante pode e deve cuidar dos dentes. Esse cuidado pode, inclusive, prevenir o parto prematuro. O atendimento odontológico pode ser feito com anestesia, mas a gestante precisa informar ao dentista sobre a gravidez, caso ainda não esteja aparente.

Posso usar hipoclorito na limpeza da casa?

Sim. Não há contraindicações para o uso do produto (hipoclorito de sódio) para a limpeza doméstica. Exceto pelo cheiro forte que, durante a gestação, poderá ser especialmente incômodo.

Posso andar de avião?

Sim. Viagens de avião estão liberadas normalmente até o 8º mês. As empresas de aviação só impedem o embarque de grávidas depois da 34ª semana. Sempre que for viajar de avião, pegue com seu médico obstetra um atestado liberando a viagem, com data de ida e volta, pois existem empresas aéreas que exigem esse documento. Sempre que viajar de avião use meias elásticas e procure se movimentar durante o voo.

Posso dirigir?

Sim. Grávidas podem dirigir, mas é melhor evitar a atividade depois do 8º mês. Não há contraindicações para que a gestante saudável dirija. Durante a gravidez, o peso, o cansaço e a barriga aumentam e podem interferir nos reflexos.

Posso tomar banho de mar?

Sim. Grávidas podem tomar banho de mar, mas com muito cuidado. O banho de mar ajuda a relaxar e promove bem-estar físico e psíquico às gestantes, portanto, a praia está liberada. Mas nada de exagerar. O mergulho deve ser evitado, assim como furar ondas, em razão do impacto sobre o ventre. No final da gestação evite bater de frente nas ondas. Evite também o uso prolongado de roupas íntimas molhadas para não ter candidíase, que é muito comum na gestação.

Posso comer salada crua na rua?

Não. Folhas verdes e legumes crus mal higienizados podem conter parasitas perigosos, capazes de comprometer a saúde da mãe e do feto.

O melhor mesmo é deixar a salada crua para comer sempre em casa, porque assim saberá a procedência. Os cuidados devem ser redobrados com o manuseio dos alimentos para evitar infecções e contaminações na gestação.

Posso fazer atividades físicas?

Depende. A gestante saudável pode e deve fazer uma atividade física, como caminhada, hidroginástica, ioga, mas somente com a liberação do seu médico. A atividade será muito benéfica para a saúde da gestante e também no auxílio ao parto normal.

Posso fazer tratamento para varizes?

Não. Cirurgias para dar cabo das veias saltadas não são indicadas nesta fase. O mais recomendado para gestantes com esse tipo de problema é o método clássico: deixar as pernas levantadas por alguns minutos, usar meias elásticas de compressão (apenas no frio), evitar ficar muito tempo parada em pé ou sentada e fazer caminhadas regulares. Essas medidas ajudam a aliviar os sintomas.

Posso descolorir os pelos do corpo?

Não. Evite clareá-los enquanto estiver grávida. Não há garantias de que as substâncias químicas usadas no processo não penetrem na pele e, assim, ofereçam riscos ao bebê. Além disso, todo o organismo está mais sensível e propenso a irritações cutâneas e alergias.

Posso andar de moto, cavalo ou bicicleta?

Não. Não há nenhuma contraindicação formal para o transporte em motocicleta. Mas a gestante deve lembrar que os acidentes com esse veículo são relativamente comuns e uma queda, ainda que em baixa velocidade, pode colocar a vida do bebê em risco. Por razões semelhantes, andar a cavalo e de bicicleta não é uma boa ideia. Na gravidez, há o aumento do peso corporal e a mudança do seu eixo. Além disso, as juntas e articulações ficam mais moles e suscetíveis a entorses. Portanto, qualquer queda pode provocar uma situação grave para a grávida e o bebê, como o descolamento da placenta e outros traumas.

Posso tomar banho de sauna?

Não. Em razão da alta temperatura neste ambiente, fazer sauna é desaconselhado pela maioria dos médicos, para evitar problemas, tais como queda de pressão, desmaio e enjoo.

Posso fazer drenagem linfática?

Depende. A drenagem linfática é realmente eficaz para reduzir o inchaço, mas em gestantes só deve ser feita por um fisioterapeuta com certificado aprovado por uma sociedade médica. Mas há sempre o risco de lesão vascular ou desprendimento de trombos, acarretando problemas muito maiores. Por isso, é importante, antes de qualquer coisa, conversar com o seu obstetra e, eventualmente, consultar um angiologista.

Posso beber uma taça de champanhe ou vinho de vez em quando?

Não. Consulte seu médico obstetra para mais esclarecimentos.

Posso passar bucha vegetal nos mamilos para prepará-los para a amamentação?

Não. Os pediatras têm recomendado outro método: expor os mamilos ao sol durante dez minutos todos os dias durante a gestação. Pergunte ao seu médico o que ele acha mais eficaz.

Posso carregar sacolas de compras?

Sim. Não apenas sacolas de compras, como seu filho mais velho (se ele ainda for pequeno, claro) e qualquer coisa de que você precise, desde, é claro, que não seja algo com quilos e mais quilos.

Posso ingerir comida japonesa?

Não. Embora o peixe cru, típico da culinária japonesa, não transmita toxoplasmose, o ideal é evitar o alimento nesta fase – aliás, qualquer carne crua deve ser riscada do cardápio da futura mamãe.

A seguir sugestões de perguntas para fazer ao seu médico obstetra.

- Posso depilar?
- Posso pintar o cabelo?
- Posso tomar café?
- Posso ter relações sexuais?
- Posso fazer sexo anal?
- Posso trabalhar até o final?
- Posso usar removedor?
- Posso dormir de barriga para baixo?
- Posso ir a *shows* e baladas?
- Posso tomar banho de banheira?
- Posso ter animais em casa?
- Posso tomar anestesia no dentista?
- Posso usar hipoclorito na limpeza da casa?
- Posso andar de avião?
- Posso dirigir?
- Posso tomar banho de mar?
- Posso comer salada crua na rua?
- Posso fazer atividade física?
- Posso fazer tratamento para varizes?
- Posso descolorir os pelos do corpo?
- Posso andar de moto? E a cavalo? E de bicicleta?
- Posso fazer sauna?
- Posso fazer drenagem linfática?
- Posso beber uma taça de champanhe ou vinho de vez em quando?
- Posso passar bucha vegetal nos mamilos para prepará-los para a amamentação?
- Posso carregar sacolas de compras?
- Posso ingerir comida japonesa?

Não faça nada sem antes consultar o seu médico obstetra.Só ele poderá te orientar de acordo com a sua gestação.

Semana 18

Lista de enxoval

A lista do enxoval é um dos itens que preocupam a gestante. Como comprar? Onde comprar? Que quantidade? Uso ou não uso? Qual é a melhor marca? Comprar no exterior ou no Brasil? São muitas as dúvidas que surgem.

Para te ajudar a responder a essas dúvidas existe o *personal baby planner & shopper*, um profissional especializado em planejar a sua lista de enxoval e te ajudar nos dias intensos de compras.

A apresentação e explicação sobre os diversos produtos e marcas disponíveis no mercado, bem como a ajuda na escolha do produto certo e a quantidade ideal, são importantes funções do personal. Este profissional também orienta sobre a relação de lojas e qual a forma mais econômica de fazer as compras.

Para compras fora do Brasil ele disponibiliza cupons e descontos especiais, garantindo ainda mais economia. Você pode ainda optar por ser acompanhada pelo profissional durante as compras ou, ainda, contratar a preparação e a organização das suas malas.

Por meio de bate-papos e uma cuidadosa avaliação, o personal conhece as suas necessidades e objetivos e a partir daí traça um plano de atendimento único e especialmente seu, respeitando o seu estilo de vida e as preferências da sua família.

A orientação de um profissional fará com que você otimize seu tempo e dinheiro, indo direto ao objetivo com um planejamento que te ajudará a tomar decisões mais assertivas.

Segue uma sugestão de lista de enxoval para que você possa se organizar!

Roupas	RN		P		M		G		GG		12 Meses		Diversos	
Body manga curta														
Body manga longa														
Body regata														
Mijão/Culote														
Calça														
Short/bermuda														
Saia														
Blusa manga curta														
Blusa manga longa														
Blusa regata														
Pijama														
Macacão de linha														
Macacão de malha regata														
Macacão de malha manga curta														
Macacão de malha manga comprida														
Meia														
Touca														
Manta de linha														
Cueiro														
Pano de boca														
Pano de ombro														
Roupas *fashion*														
Casaquinho														
Conjunto moletom														
Sapatinho														
Maiô/sunga														
Banho de sol														
Luva														
Swaddleme														
Vestido														

Cama e Decoração	Comprar	Comprei
Jogo de lençol		
Berço		
Cômoda		
Cama auxiliar		
Kit cama auxiliar		
Protetor de colchão		
Lençol com elástico avulso		
Fronha avulsa		
Kit berço		
Quadradinho		
Prota fralda		
Móbile berço		
Travesseiro antisufocante		
Halo basineste - Berço portátil		
Cabides		
Mosqueteiro		
Saia berço		
Colchão		
Almofada para amamentar		
Poltrona de amamentar		
Lixeira		
Cesto para roupa suja		
Cortina		
Luminária		
Kit Higiene		

Banho	Comprar	Comprei
Banheira		
Suporte banheira		
Assento para banheira		
Ofurô		
Saboneteira		
Kit pente e escova		
Brinquedos para banho		
Sacos para brinquedos do banho		
Toalha de banho com capuz		
Toalha fralda		
Termômetro para água		
Baldinho para lavar o cabelo		
Tapete de banho		

Segurança em Geral	Comprar	Comprei
Protetor de porta		
Babá eletrônica		
Protetor para tomadas		
Protetor para vaso sanitário		
Kit primeiros socorros		
Tela de proteção		
Portões removíveis		
Marque as portas de vidro		
Cerca de piscina		
Amarrador de cordões de cortina		
Mochila coleira		

Higiene e Saúde	Comprar	Comprei
Fralda RN		
Fralda P		
Fralda M		
Fralda G		
Fralda XG		
Fralda XXG		
Sabonete antisséptico		
Talco		
Lenço umedecido		
Algodão		
Pomada		
Conjunto manicure		
Escova e pente		
Shampoo e condicionador		
Cotonetes		
Bolsa térmica		
Termômetro		
Aspirador nasal		
Vaso sanitário infantil		
Umidificador		

Maternidade e bebê 6 Kits maternidade	Body		Mijão		Macacão		Meia/luva		Manta de lã		Mante de algodão		Casaco	
	Comprar	Comprei	Comprar	Comprei	Comprar	Comprei	Comprar	Comprei	Comprar	Comprei	Comprar	Comprei	Comprar	Comprei
1º Kit nascimento														
2º Kit reserva para o kit 1														
3º Kit segundo dia														
4º Kit reserva para o kit 3														
5º Kit saída de maternidade														
6º Kit reserva para o kit 5														

Maternidade e Acompanhante	Quantidade
Roupa de dormir	
Escova e creme dental	
Muda de roupa	
Câmera e/ou filmadora	
Bateria/carregador de bateria	
Cartões de memória	

Não Esquecer Maternidade	Quantidade
Dinheiro trocado	
Documentos pessoais	
Carteirinha do plano	
Enfeite de porta	
Lembrancinhas	
Celular/carregador	
Pasta de pré-natal	
Lista de pessoas a quem avisar	

Maternidade Mamãe	Comprar	Comprei
Mala maternidade		
Roupas para saída da maternidade		
Roupa botão para amamentação		
Absorventes		
Absorventes para seios		
Sutiã para amamentação		
Roupão/*hobbie*		
Elástico para cabelo		
Maquiagem		
Lansinoh		
Calcinhas largas		
Cinta		
Camisola		

Produtos de higiene	Sabonete		Cotonete		Escova para cabelo/dente		Shampoo/creme	
	Comprar	Comprei	Comprar	Comprei	Comprar	Comprei	Comprar	Comprei

Diversão	Comprar	Comprei
Tapetes de atividade P		
Tapetes de atividade G		
Livros		
Estação fixa		
Brinquedos educativos		
Chocalho		
Cadeira de balancinho		
Massageador de gengiva		
Brinquedos de pendurar		
Móbile para carrinho		
Mordedor		

Diversos	Comprar	Comprei
Livro do bebê		
Chupeta		
Porta chupeta		
Prendedor de chupeta		

Passeio	Comprar	Comprei
Carrinho		
Acessórios carrinho (gancho)		
Cadeirinha portátil		
Banheira portátil		
Canguru - Sling		
Cadeirinha para carro		
Suporte para cabeça		
Protetor de sol para carro		
Protetor para o assesento do carro		
Moisés		
Bebê conforto		
Espelho para bebê conforto		
Porta treco para carrinho		
Lençol para carrinho		
Travesseiro para carrinho		
Trocador de bolsa		
Bolsa bebê		
Colchão para carrinho		
Berço portátil		

Semana 19

Decoração do quarto

Planejar a decoração do quarto do bebê é uma fase importante da gravidez. Organizar os móveis, pensar na circulação e definir o tema e as cores são alguns dos primeiros passos.

Ver logo o quarto do bebê pronto é o sonho de muitos pais. Para montar um quarto simples não precisa de muita coisa. Os móveis mais básicos que você vai precisar são o berço, o trocador e o guarda-roupa.

Invista em peças e móveis seguros. O berço, o colchão de berço e todos os móveis devem ser certificados pelos órgãos responsáveis. Certifique-se de que todas as prateleiras, jogos de decoração e nichos estejam bem presos à parede e, antes da chegada da criança, lembre-se de higienizar e limpar tudo muito bem.

O quarto do bebê precisa basicamente ser seguro, aconchegante e funcional. Para isso vamos planejar começando com uma listinha com tudo o que você vai precisar:

- **Medidas do quarto (se possível, providencie uma planta baixa)** ______________________
- **Tema escolhido** ______________________
- **Palheta de cores escolhida** ______________________
- **Papel de parede ou referência das tintas** ______________________
- **Bancada para troca de fraldas** ______________________
- **Berço** ______________________
- **Colchão do berço** ______________________
- **Cômoda** ______________________
- **Armário** ______________________
- **Cama auxiliar** ______________________
- **Poltrona de amamentação** ______________________
- **Luminária** ______________________
- **Kit cama** ______________________
- **Kit berço (protetor de berço/saia berço/lençol/edredom)** ______________________
- **Objetos para decoração com o tema escolhido** ______________________
- **Kit de higiene** ______________________
- **Porta-retratos** ______________________
- **Quadros** ______________________

- Porta-fraldas ___
- Prateleiras ___
- Abajur ___
- Cortina ___
- Tapete ___
- Mosquiteiro ___
- Ar-condicionado/aquecedor ___
- Organizadores ___
- Cabides para roupinhas ___
- Enfeite de porta ___
- Lixeira ___
- Travesseiros ___
- Almofadas ___
- Bicho de pelúcia ___
- Móbile ___
- Outros itens ___

Você não precisa necessariamente comprar todos esses itens. Esta é apenas uma lista para guiar o seu planejamento.

Cole aqui uma foto do quartinho do bebê.

Semana 20

Quarta Ultrassonografia

Quando fazer? Entre 11 e 14 semanas – Data: _____/_____/_____

O que é verificado? O sexo do bebê é observado com mais certeza, risco de má formação e de doença genética, condições da placenta e do líquido amniótico.

No ultrassom morfológico do segundo trimestre é feita uma avaliação ainda mais completa do bebê. Identifica-se a existência de diversos tipos de más-formações, desde lábio leporino até cardiopatias e problemas renais. Estima-se que 80% de tais distúrbios possam ser detectados com este exame. É feita também uma avaliação preliminar das condições da placenta, com o recurso do Doppler, que avalia a circulação sanguínea. Caso os nutrientes não estejam passando da mãe para o feto como deveriam, o crescimento do bebê pode ser prejudicado. Observa-se ainda se o líquido amniótico está em boas condições.

Uma complementação do terceiro exame é realizada via transvaginal, para medir com exatidão o colo do útero. É deste modo que se avalia o risco de parto entre a 26ª e 30ª semana, que é o período mais preocupante de antecipação do nascimento. Quanto mais curto é o colo do útero, maior a chance de o bebê nascer prematuro. Desse modo, o médico tem tempo de colocar a mulher em repouso e prescrever a medicação adequada para evitar o problema.

Cole aqui a "foto" do seu bebê.

Semana 21

Segurança da casa e do bebê

Na época em que o bebê começa a descobrir coisas e aprende a se locomover sozinho, alguns cuidados com a sua segurança devem ser intensificados. Em casa, principalmente, tudo deve ser preparado para que não haja riscos para as crianças.

Esta é uma preocupação constante, principalmente para papais e mamães de primeira viagem, que sabem que a casa deve receber certas adaptações para o pequeno novo morador.

Muitos pais, contudo, não sabem por onde começar, mas é possível adotar algumas medidas simples e bem eficazes.

Vamos, então, listar as precauções que você deve tomar:

Na banheira

- Encha a banheira apenas o suficiente para cobrir as pernas do bebê (cerca de 7 centímetros de água, ou cerca de 5 dedos).
- Use água morna, não quente (experimente a temperatura com o pulso ou use um termômetro para ver se ela está entre 35 e 37 graus).
- Nunca, jamais, deixe o bebê na banheira sem supervisão, nem por um segundinho só.
- Verifique se é necessário colocar adesivos antiderrapantes no fundo da banheira.
- Não dê banho no tanque nem deixe seu filho subir em peças de louça como as pias, pois elas podem se desprender da parede.

Para prevenir queimaduras

- Não carregue comida ou bebida quente quando estiver levando o bebê no colo.
- Mantenha alimentos quentes longe da borda de mesas e pias. Não segure o bebê no colo quando estiver no fogão cozinhando. Vire os cabos das panelas para dentro do fogão. Se for comprar um fogão, prefira um que tenha a porta do forno pesada, difícil de ser aberta por uma criança.

Carro

- Leve seu bebê sempre na cadeirinha, virada de costas para o movimento do veículo, no mínimo até ele ter 1 ano e 9 kg, e pelo máximo de tempo que o modelo de cadeirinha permitir. Instale corretamente a cadeirinha de preferência no meio do banco de trás.

Trocador

- Mantenha sempre uma das suas mãos no bebê. Deixe todos os acessórios à sua mão, mas fora do alcance da criança.

Roupas

- Não coloque roupas com cordões no bebê. Tire os cordões que vierem nas roupas. Verifique se não há botões ou outras partes se soltando nas roupas do seu filho.

Berço

- Evite acessórios muito volumosos e fofos no berço, como edredons, protetores, almofadas e bichos de pelúcia grandes. Quando o bebê começar a conseguir ficar de quatro, retire móbiles e outros brinquedos que estejam pendurados.
- Quando a criança começar a tentar levantar, abaixe ao máximo o estrado do berço. Não deixe brinquedos no berço enquanto o bebê estiver dormindo. Mantenha as grades do berço sempre erguidas e travadas, mesmo quando o bebê não estiver nele.

Portas

- Use protetores de porta – de espuma ou borracha – para evitar que fechem e prendam os dedos da criança.

Eletricidade

- Cubra tomadas com protetores e esconda fios elétricos atrás dos móveis.
- Mantenha aparelhos como secadores de cabelo, torradeiras e outros eletrodomésticos fora da tomada e longe do alcance da criança.

Para evitar quedas

- Nunca deixe o bebê sozinho em cima de camas, sofás, cadeirões, trocadores ou qualquer superfície alta.
- Instale telas de proteção em janelas de apartamentos e sobrados.
- Instale portõezinhos removíveis no alto de escadas e no início da escada.
- Se as grades de janelas ou proteções de escadas tiverem vãos de mais de 10 centímetros, coloque telas protetoras.
- No supermercado, use o cinto de segurança do bebê conforto dos carrinhos, quando disponível, e nunca se afaste do carrinho.
- Sempre use o cinto de segurança em carrinhos de passeio, mesmo que seu filho esteja dormindo.

Território proibido

- Facas, objetos que quebram, panelas pesadas e outros itens perigosos devem ficar fora do alcance da criança.
- Controle o acesso às áreas perigosas fechando as portas ou usando portõezinhos removíveis.
- Feche armários com materiais perigosos com chave ou trancas especiais, ou improvise uma trava com barbante ou corrente, que a criança não possa soltar.
- Coloque a lata de lixo em um lugar pouco acessível, ou use latas que sejam difíceis para a criança abrir.
- Evite usar toalhas de mesa. Seu filho pode puxá-las e derrubar alimentos quentes em cima dele.
- Deixe uma porta de armário acessível para o bebê, com utensílios leves e seguros, para ele poder brincar na cozinha sem mexer no que é perigoso, enquanto você faz a comida.

Móveis

- Verifique se móveis altos e pesados estão bem fixos e firmes.
- Parafuse estantes à parede para elas não virarem. Prefira gavetas com trava, que não se soltem se forem puxadas.
- Mantenha aparelhos pesados como a TV em móveis baixos, e empurre-os para o mais longe da borda possível.
- Luminárias que não forem muito firmes devem ser colocadas atrás de móveis como sofás, para não virarem.

Cadeirões

- Use um cadeirão firme e nunca deixe de colocar o cinto de segurança.
- No caso de cadeirinhas portáteis que se prendem à mesa, assegure-se de que a mesa não vá virar com o peso.
- Nunca deixe seu bebê sozinho no cadeirão, sem supervisão.

Para evitar intoxicação

- Tire produtos de limpeza, remédios, perfumes, inseticidas e outros produtos tóxicos do alcance da criança.
- Lembre-se de que sua bolsa – ou a de uma visita – pode conter remédios e outras substâncias perigosas. Não a deixe ao alcance do bebê.

- Tire de casa plantas tóxicas, como o filodendro.
- Não use recipientes de bebidas ou alimentos para guardar produtos de limpeza.

Na hora de dormir

- Coloque o bebê para dormir de barriga para cima.
- Não deixe o bebê dormir em cima de superfícies muito fofas, como sofás moles e edredons.

Sol

- Proteja o bebê do sol direto.
- Passe protetor solar com FPS mínimo de 30 no seu filho (a partir de 6 meses), e coloque chapéu ou boné nele. Para bebês menores de 6 meses são indicados os protetores orgânicos, mas antes consulte o médico pediatra. Vista o bebê com cores claras.
- Não deixe o bebê dormindo no carro ou dentro de barracas. Esses ambientes podem superaquecer muito rápido no calor.

Banheiro

- Restrinja o acesso do bebê. Crianças pequenas podem se afogar em poucos centímetros de água, como a do vaso sanitário ou de um balde. Coloque protetores de vasos.

Brinquedos

Os brinquedos mais seguros são aqueles que:

- Estejam bem montados e em boas condições de conservação.
- Não tenham botões, rodas, fitas, olhos e outros itens que possam se soltar e ser engolidos pelo bebê.
- Não sejam pesados demais (se o brinquedo é capaz de machucar o bebê se cair em cima dele).
- Não tenham cordões de mais de 30 cm de comprimento.
- Sejam adequados à idade e ao desenvolvimento físico da criança.
- Não possam ser enrolados no pescoço do bebê.

Água

- Não deixe o bebê sem supervisão, nem por um instantinho, perto da piscina, na banheira ou em qualquer outro corpo d’água.

- Para ficar mais tranquila, instale cercas de pelo menos 1,2 m de altura em volta da piscina.
- Não deixe água em baldes ou outros recipientes ao alcance do bebê. Ele pode perder o equilíbrio e cair dentro.

Janelas

- Corte ou amarre cordões de cortinas e persianas que podem se enrolar no pescoço do bebê.
- Cole adesivos ou fitas de cores fortes em portas de vidro. Lembre-se de que essas marcas têm de ser feitas na altura dos olhos da criança.
- Mantenha o bebê longe de janelas abertas.
- Instale redes de proteção em varandas e janelas.
- Mesmo que haja redes de proteção, ensine desde cedo ao seu filho que janelas são perigosas, e não o segure "apoiado" na rede de janelas e varandas para olhar a rua.

A supervisão do adulto é tão indispensável quanto a adoção dos itens de segurança, que podem ser encontrados facilmente em lojas de reforma, construção e utilidades para o lar.

O cuidado e a atenção não podem e nem conseguem ser substituídos por nada; então não pisque, porque é em um piscar de olhos que os acidentes acontecem.

Semana 22

Hora de começar as compras

Liste a seguir as lojas onde pretende fazer suas compras:

Semana 23

Roteiro de compras

Registre aqui o seu roteiro de compras:

___/___/___ ____

___/___/___ ____

___/___/___ ____

___/___/___ ____

___/___/___ ____

___/___/___ ____

___/___/___ ____

___/___/___ ____

___/___/___ ____

___/___/___ ____

___/___/___ ____

___/___/___ ____

___/___/___ ____

___/___/___ ____

___/___/___ ____

___/___/___ ____

___/___/___ ____

___/___/___ ____

Semana 24

Estreitar os laços com o bebê

A interação entre filhos e pais ajuda a construir uma infância feliz e a formar um adulto mais seguro e equilibrado.

Nos últimos meses de gestação, o bebê já escuta e tem sensações táteis. Converse com ele em tom calmo, enquanto acaricia a barriga.

A comunicação com os pais – e especialmente com a mãe, pelos motivos óbvios –, pode ser iniciada muito precocemente.

O bebê, apesar de estar bem protegido dentro do útero, desperta cedo para as sensações proporcionadas, primeiro pelo corpo da mãe e, mais tarde, pelo exterior.

Ainda no ventre, o bebê sabe muito bem o que gosta e o que lhe desagrada, manifestando-se quando é estimulado com carícias através da barriga ou quando ouve um som mais alto. Reage ativamente ao que se passa no mundo extrauterino: assusta-se, movimenta-se, volta-se ou tapa o rosto, como reação a estímulos ou eventos externos que o afetam.

Reforçar os laços com o seu bebê na gravidez é fundamental para o bem-estar da mãe e do bebê.

Conversar e cantar

Converse e cante em voz alta com o seu filho. Os bebês gostam de ouvir vozes suaves e músicas com uma única linha melódica (canções de embalar, música clássica). Invente pequenas melodias. Se tiver mais filhos, envolva também o bebê nas histórias que lê. Partilhe o seu dia com o bebê contando as novidades, as rotinas familiares, descrevendo o que está fazendo e o que está vendo.

Carícias

Acariciar a barriga é uma forma muito especial de estabelecer contato e comunicar-se com o seu filho. Você pode envolver o seu companheiro nessa aventura, pedindo a ele para acariciar suavemente a barriga com movimentos firmes e amplos. Talvez sejam surpreendidos por um movimento do bebê. No caso de outros filhos, vocês devem envolvê-lo nesses momentos do bebê sempre!

Pensamentos

Mantenha-se consciente da presença do bebê no seu dia a dia. Imagine como ele se sente, se está dormindo ou acordado. Pense e envolva-se em situações agradáveis, que a fazem rir e lhe dão prazer, transmita essas sensações carregadas de energia positiva para ele, pois o bebê sente tudo o que a mãe sente. Por isso tente levar uma gravidez leve e tranquila.

Movimento

O bebê gosta de se sentir embalado. Os movimentos suaves são relaxantes e transmitem uma sensação de segurança, conforto e bem-estar. Tente caminhar e fazer pequenos passeios. Ao caminhar, os músculos abdominais movimentam-se e essa sensação é transmitida ao bebê. Quando o seu bebê nascer, o aconchego e embalo dos seus braços serão a melhor forma de reconfortá-lo.

Sentimentos e emoções

Se você estiver feliz, o seu bebê também se sentirá feliz. Partilhe com ele os seus sentimentos mais positivos e diga-lhe todos os dias o quanto o ama e o quanto ele é importante para a família. Em caso de mais filhos, não deixe de dizer o mesmo para eles quando estiverem perto de você.

Crie um ambiente harmonioso à volta do bebê. Evite situações de confronto e de estresse, aproveite os momentos de descanso para relaxar verdadeiramente. Quando está triste ou deprimida, é natural que se sinta menos predisposta a comunicar-se e a interagir com os outros. O bebê também poderá se sentir sozinho, sem a sua companhia. Caso se sinta assim por muitas vezes, procure a ajuda do seu médico obstetra.

Banhos e o bebê

Transmita a sensação de aconchego nos momentos de cuidados com o bebê, regulando a água do banho para uma temperatura agradável.

Algumas ideias para o papai se fazer mais presente durante a gravidez, ficando, desse modo, próximo ao bebê:

Acompanhar a mulher em todos os exames – toda mamãe fica nervosa nos exames pré-natais, portanto, ajuda muito que o futuro papai a acompanhe nos exames de rotina. Não deixar os detalhes, por exemplo, a compra do enxoval, apenas sob os cuidados da parceira – a mamãe está com os hormônios aflorados, fica cansada com mais facilidade, entre outras coisas. Então não custa nada ajudá-la nesse processo.

Carinhos sem moderação – vale tudo neste momento: massagens, beijos, sentir o bebê se mexer, conversar bem de pertinho com ele. Desse jeito seu filho sentirá, com certeza, desde o início o amor que o papai sente por ele. Essa interação, além de fazer bem para a criança, deixará a mulher mais segura e tranquila.

Após o nascimento...

Acordar à noite para trocar a fralda ou colocar o filho para dormir não representa apenas um dever que precisa ser cumprido pelo pai ou pela mãe. É também um momento de contato.

- Observe o comportamento de seu filho. Enxergue-o como um ser humano com características próprias, que devem ser respeitadas.

- Cante. Aos 9 meses a criança reconhece músicas que lhe agradam. - Interaja. Não deixe seu filho o tempo todo na frente da TV. Isso pode prejudicar a interação social, inclusive com os próprios pais.

Ter uma família é ter um alicerce para toda a vida, é ter um porto seguro nos momentos de tormenta, é ser apoio de amor e compreensão. Ter uma família é a base de todas as relações.

Agora é hora de registrar o momento mais lindo de interação entre vocês

Cole aqui um momentos de interação.

Cole aqui um momentos de interação.

Semana 25

Curso para gestante

Uma das melhores coisas que você pode fazer antes de dar à luz é fazer um curso para gestante. Essas aulas darão a você e seu parceiro muitas informações e suporte para te ajudar no parto e pós-parto. Você conhecerá outros casais grávidos e compartilhará conselhos e preocupações com eles. E ainda aumentará a sua confiança para enfrentar o grande evento.

Mas os cursos pré-natais não são iguais. Alguns são formados basicamente por palestras, apenas informando sobre o que esperar quando a gestante for ao hospital para o parto. Outros são mais interativos e menores.

Os cursos menores, com até 10 casais, permitem ter instruções individualizadas em uma atmosfera mais intimista para compartilhar conselhos e preocupações. Alguns cursos discutem as opções disponíveis para alívio da dor, de locais para dar à luz (em casa, no hospital ou em um centro de nascimentos) e, ainda, procedimentos opcionais (como episiotomia). Para escolher o melhor curso, faça muitas perguntas e não escolha um simplesmente porque é realizado em seu hospital ou perto de casa. Até mesmo porque hoje podemos contar com curso para gestantes em domicílio.

A participação dos papais nas aulas é muito importante, pois eles vão aprender os sinais de trabalho de parto, o que levar para a maternidade, como dar entrada na internação (documentos, pedido de internação, prescrição médica, carteirinha de convênio, enxoval da mamãe e do bebê), além de cuidados que se deve ter com o bebê.

Fiz meu curso de gestante no(a):____

Seguem algumas considerações que você deve observar ao escolher um curso:

- ênfase em praticar as habilidades de gestão da dor (relaxamento, posicionamento, massagem, respiração);
- turmas pequenas, com não mais de 10 a 12 casais;
- um currículo que dê informações sobre o parto como normal, natural, ou humanizado e capacite o casal a tomar decisões bem fundamentadas;
- conteúdo de aula, orientações sobre parto, nascimento, pós-parto imediato (logo após o bebê ter nascido), o recém-nascido, amamentação, ajustando-se à paternidade, troca de fraldas, curativo do umbigo, a volta ao trabalho. Outros temas como o sono do bebê, rotina da casa e bons hábitos são explorados em cursos mais completos e personalizados;

- sinais e sintomas do trabalho de parto;
- cuidados especiais durante a gravidez;
- você ainda tem a opção de fazer o curso para gestante em domicílio, proporcionando a você um momento único e pessoal, de forma segura e dentro da sua disponibilidade. Você terá um profissional qualificado à sua disposição durante todo o curso atuando de modo personalizado.

Anote, a seguir, as questões que levará ao seu curso de gestante. Pense em todas as suas dúvidas, tente resolver todas antes do nascimento do bebê.

Semana 26

Hora de ir ao dentista

Antes de engravidar, muitas mulheres se preparam, planejam tudo direitinho, fazem exames, deixam a saúde em dia para abrigar um bebezinho por nove lindos meses. E nesse planejamento é importante, também, cuidar da saúde bucal.

Durante a gravidez as taxas hormonais das mulheres sofrem alterações que afetam toda a sua vascularização, justamente para distribuir os nutrientes e, inclusive, levá-los ao feto. A gengiva possui uma vascularização muito grande e, como possui uma fina camada de queratina, é uma área menos protegida e mais sensível. E com a vascularização da boca alterada, ela pode ficar com a gengiva inchada e com sangramentos.

Além disso, a gestante está mais suscetível a cáries, pois há um aumento de bactérias durante a gravidez. Como a futura mamãe precisa se alimentar mais, se não cuidar da alimentação, pode comer carboidratos em excesso, o que faz com que esteja mais propensa a cáries.

Estudos revelam que um elevado número de mulheres tem gengivite durante a gravidez, em virtude do acúmulo de placa bacteriana que se deposita nos dentes, irritando a gengiva. Mantendo seus dentes sempre limpos, especialmente na região do colo dentário, área em que a gengiva e os dentes se encontram, você pode reduzir significativamente ou até evitar a gengivite durante a gravidez. Você pode ajudar ainda mais a saúde de seus dentes substituindo os doces por alimentos integrais, tais como queijo, verduras e frutas frescas. Podemos afirmar que uma coisa vai puxar a outra, e teremos sempre o ciclo: médico obstetra – nutricionista – dentista – dermatologista – médico obstetra – nutricionista – dentista – dermatologista.

Há cada vez mais evidências sugerindo a existência de uma relação entre as enfermidades gengivais aos nascimentos prematuros e bebês com peso abaixo do normal. Então temos grandes motivos para cuidar dos dentes na gestação.

Mas não se preocupe, seu dentista está preparado para ajudá-la nesta situação. Se você precisar fazer uma consulta de emergência, avise que está grávida. Informe a respeito de qualquer tensão que esteja sofrendo, abortos naturais anteriores e medicamentos que esteja tomando. Tudo isso pode influenciar a forma como seu dentista vai atendê-la e tratá-la. É bem provável que seu dentista entre em contato com seu médico antes de iniciar qualquer tratamento.

Se tiver qualquer dúvida, insista para que seu dentista fale com seu médico. E se o dentista prescrever qualquer medicamento, consulte seu médico obstetra. Ao visitar o dentista, não deixe de avisá-lo que está grávida, pois é sempre bom tomar certos cuidados com o uso de medicamentos e evitar procedimentos radiográficos em demasia.

Organize a casa e você

São muitas emoções ao mesmo tempo: felicidade, amor, medo, carinho, ansiedade. A chegada de uma nova pessoinha na casa muda a rotina de todo mundo e cria uma expectativa enorme! São muitos detalhes para pensar e colocar em ordem antes da chegada do bebê, pois após o nascimento tudo fica mais complicado e cansativo também.

Quando nascem, os bebês só fazem quatro coisas: mamam, dormem e fazem cocô e xixi. Não existem períodos de atividade muito extensos, especialmente nas duas primeiras semanas. As atividades das mamães, no entanto, triplicam. Então, o ideal é deixar a casa organizada antes de o bebê nascer, e claro, antes de a barriga ficar grande e pesada!

Para que você se organize melhor, seguem dicas que vão te ajudar a preparar um ambiente acolhedor para seu pequeno e até mesmo para a família:

1 – Preze pelo conforto e praticidade

Ter foco e pensar no que você realmente vai precisar e usar são de fundamental importância. Os móveis e acessórios precisam ser práticos; a banheirinha é preferível no banheiro e não no quarto, pois acelera e facilita o manejo na hora do banho. Tudo deverá ser montado com antecedência.

2 – Certifique-se de que a casa está bem limpa

O recém-nascido é muito frágil e não teve tempo de desenvolver muitas das defesas do organismo. Pode ser que não nos atentemos a esse detalhe porque isso não nos atinge mais, mas a limpeza minuciosa da casa é importante para manter a boa saúde do bebê. Deixe-a sempre arejada e evite o uso de objetos que possam acumular poeira e que favoreçam a proliferação de ácaros – como cortinas, almofadas, tapetes e bichinhos de pelúcia no quarto da criança. Fique atenta também aos animais de estimação, que podem causar alguma alergia.

3 – Guarde um espaço na cozinha para as coisas do bebê

A alimentação de seu bebê é diferente da dos adultos, então ele terá muitos objetos que só serão usados por ele, como mamadeiras, pratinhos, chupetas e esterilizadores. Separe um espaço na cozinha para colocar apenas as coisinhas da criança. Dessa maneira você encontrará tudo quando precisar, evitando a dor de cabeça de ter que procurar a mamadeira quando o bebê estiver chorando com fome. Muitas vezes, não temos espaço nos armários para mais nada; então, aproveite para separar o que usa e o que não usa mais para abrir espaço.

4 – Arquive seus papéis

Sempre guardamos muitos papéis, contas pagas, muitas vezes até espalhados pela casa. É hora de arquivar toda essa papelada, deixando de fora apenas os documentos importantes.

5 – Durma muito

Após o nascimento do bebê você dormirá pouco ou quase nada. Tudo depende do bebê e da rotina da casa. Então durma muito até o seu bebê nascer.

6 – Resolva pendências

Não comece a nova vida com a chegada do bebê com problemas e assuntos a serem resolvidos – como um conserto ou a troca de algum utensílio da casa, por exemplo. Em caso de outros filhos, faça um *check-up* no mais velho de tudo o que puder – pediatra, dentista, ida a escola etc. Claro que às vezes é impossível, mas tente resolver todas as questões pendentes, pois após o nascimento o ideal é, no primeiro momento, você se desconectar do mundo lá fora e viver intensamente o seu bebê.

Comece agora mesmo o seu planejamento para ter um pós-parto o mais tranquilo possível:

3º
TRIMESTRE GESTACIONAL

Semana 28

Quinta Ultrassonografia

Quando fazer? Entre 28 e 32 semanas - Data: ____/____/________

O que é verificado? Crescimento e peso do bebê, funcionamento e localização da placenta.

Este ultrassom é chamado de obstétrico e seu foco é o crescimento do bebê. Descarta também algumas formações de diagnóstico tardio, como a hidrocefalia. Neste exame final a placenta recebe atenção especial. Avalia-se com mais detalhes a circulação de sangue através dela; se for inferior ao esperado, há chances de que o parto precise ser antecipado. Além disso, a partir da 26ª semana espera-se que a placenta já esteja em sua posição definitiva, afastada do colo do útero, que é por onde o bebê vai sair. Quando ela está obstruindo este orifício, é chamada "placenta prévia" e pode impedir o parto normal - além de ser um fator de risco para sangramentos.

Cole aqui a "foto" do bebê.

Semana 29

Hora de escolher o pediatra e se preparar para a amamentação

A preparação das mamas deve acontecer ainda durante a gestação. É nesta fase que as mamães devem começar a aprender tudo o que envolve o aleitamento.

No geral não é preciso fazer nada. Apenas aguardar o bebê nascer e oferecer o seio a ele será o suficiente para que tudo ocorra bem. **Mentira!** Amamentar não é tão simples quanto parece e tão lindo como vemos por aí. Amamentar pode machucar, doer muito, e para evitarmos é preciso, sim, fazer de tudo!

Existem algumas técnicas que podem ser usadas na tentativa de fortalecer o bico do peito e estimular as glândulas mamárias.

1 – A primeira regra é lavar o bico do peito apenas com água. Não utilize sabonete. Eles já têm uma hidratação natural ideal, que deve ser preservada.

2 – Faça um consulta preventiva com uma consultora em amamentação, ela saberá orientá-la sobre tudo que envolve a amamentação e deixá-la mais segura !

3 – Banho de sol 15 minutos, antes das 10h ou antes das 16h, isso deixa a pele do bico calejada. Acredito que o sol é a melhor forma de fortalecer o bico do peito.

4 – Caso não consiga tomar sol, faça banho de luz com lâmpada fluorescente a uma distância de 15 cm por 15 minutos em cada aréola todos os dias.

5 – Massagens no seio semanas antes de o bebê nascer. As massagens são simples de serem feitas e muito indicadas pelos médicos. Segure o seio com as duas mãos, uma de cada lado, e faça uma pressão da base até o bico, como se fosse uma ordenha. Repita o movimento cinco vezes com delicadeza, mas com energia. Depois, faça o mesmo com uma mão em cima e uma embaixo do seio. Esse procedimento ajuda na "descida" do leite e pode ser repetido uma ou duas vezes por dia.

6 – Seio com bico invertido. As mulheres com o bico do seio invertido devem fazer uma massagem específica para estimular a saída do bico. Muitas vezes durante a gestação ele sai naturalmente; caso não ocorra, a gestante deverá procurar ajuda de um profissional da área para que isso não seja um problema.

7 – Laserterapia. Um novo procedimento para prevenir fissuras mamárias são as sessões preventivas com Laser, que fortalecem a pele sensível do mamilo.

Amamentar é um ato de amor! Aleitar bebê faz maravilhas para a saúde dele e para a saúde da mamãe também.

A escolha do pediatra...

Há várias questões que devem ser consideradas na hora de decidir quem vai cuidar do seu bem mais precioso. A escolha deve ser feita, preferencialmente, por uma indicação profissional ou de amigos, entretanto, um pediatra muito bom para a sua amiga pode não o ser para você. Os aspectos a serem analisados pelos pais vão além da empatia. Verifique se o profissional faz parte da Sociedade Brasileira de Pediatria, tente conhecer um pouco sobre ele antes de decidir. Verifique também a distância entre o consultório e a sua casa, a disponibilidade do pediatra, a forma de contato em situações emergenciais em que você precise dele.

Além disso, sentir segurança é fundamental. Marque uma consulta com, pelo menos, dois pediatras e faça a sua escolha de maneira responsável e segura.

Na consulta é importante para o pediatra verificar pelos exames realizados no pré-natal alguma intercorrência na gravidez que possa influenciar na saúde da criança, além de saber os fatores emocionais envolvidos, se o bebê foi planejado, seus medos e anseios em relação à maternidade. Você poderá solucionar as suas dúvidas sobre os tipos de parto, o que acontece com o bebê logo que nasce, amamentação, como se preparar para receber o seu filho em casa, entre outras questões. Enfim, essa primeira consulta serve para você criar confiança e se sentir segura com o pediatra que vai cuidar do seu filho.

A seguir algumas questões que poderão te ajudar na escolha.

Ele acredita nos mesmos princípios que minha família?

Você é vegetariana, se trata com homeopatia ou faz parte de uma religião que não permite transfusão de sangue? O pediatra deve compartilhar de seus princípios – ou ao menos se sentir confortável com a postura adotada pela família. Ele precisa ter disposição de atender em circunstâncias especiais.

Esta também é a escolha do pai do meu filho?

Muitas mães definem o pediatra sozinhas e mantêm os pais completamente afastados dessa decisão. Isso é péssimo para a família, para o médico e para a criança. Mães que escolhem o pediatra como um aliado, excluindo o pai, geram um conflito. Ela precisa ter o suporte do pai na escolha tanto do profissional como da linha seguida por ele.

Ele tem especialização na área?

Procure os títulos de especialização do médico na área da Pediatria. Essas referências podem ser checadas no *site* da Sociedade Brasileira de Pediatria. Indicações de familiares e checagem de referências, por meio de buscas na internet e conversas com outros pacientes nunca são demais.

Eu saio da consulta completamente esclarecida?

Não entendeu se é para dar o remédio antes ou depois da papinha? Tem dúvidas sobre a doença diagnosticada pelo médico ou sobre a necessidade dos exames pedidos? Nada disso é bom sinal. Pergunte tudo o que achar necessário – o pediatra deve estar disponível e ser paciente para tirar todas as suas dúvidas. Se você já fez as perguntas que queria e não recebeu respostas claras, cuidado.

Estou considerando, em primeiro lugar, o bem-estar do meu filho?

Os médicos são unânimes: não adianta escolher o profissional mais famoso se você e o seu filho não se sentirem confortáveis com ele. O pediatra que cuidou de todos os primos do seu marido pode ter sido muito bom para a família da sua sogra, mas talvez não tenha nada a ver com o seu estilo de vida e seus princípios para a educação de uma criança. Não tenha medo de mudar – e considere sempre o bem-estar do seu filho.

Tenho empatia com o profissional?

Este é um ponto-chave na escolha do pediatra. Sentir empatia pelo médico passa por uma série de observações sutis, nem sempre relacionadas diretamente a uma consulta com a criança. Começa pelo ambiente do consultório: é limpo, é arejado, tem brinquedos? A equipe do médico é simpática? Em uma conversa com ele, percebeu os mesmos princípios nos quais você acredita? Ele sabe lidar com seu filho e com as outras crianças no consultório? Ponto para ele.

Sinto-me segura com ele?

A relação do médico com a mãe tem que ser pontuada pela transparência. O pediatra deve estar disponível para todo momento em que a mãe se sentir insegura. Não vejo a possibilidade de alguém ser pediatra e não atender telefone em caso de emergência. Se o médico não pode atender uma emergência no final de semana, precisa ter uma equipe de plantão, de responsabilidade dele, para isso.

O nome do pediatra é...____

Semana 30

Momento perigoso com a alimentação

Nós já falamos aqui algumas vezes a respeito da alimentação durante a gestação, mas agora chegou o momento mais difícil. A semana 30 será o período de maiores desejos, quando ficamos loucas e angustiadas. Por isso é de extrema importância a visita ao nutricionista nesse momento. O profissional da Nutrição montará uma alimentação balanceada de acordo com você. Lembrando que nesse período é preciso comer determinados alimentos, pois será quando o bebê terá seu maior desenvolvimento. Sem contar que seu corpo precisa estar nutrido para se preparar para o parto.

A seguir, confira algumas dicas recomendas para as futuras mamães esbanjarem saúde.

1 – Procure alimentar-se a cada 2 horas;

2 – Cereais integrais são excelentes fontes de vitaminas do complexo B, essenciais para minimizar o desconforto com o enjoo e a azia;

3 – Consuma cálcio (leite e derivados), mineral determinante para garantir a saúde óssea da mãe;

4 – Não esqueça o ferro (carne, grãos) para evitar anemia;

5 – Inclua na sua dieta alimentos ricos em ácido fólico (folhas verde-escuro), que garantem a formação do tubo neural do bebê;

7 – Coma um filé de peixe, frango ou carne magra todos os dias. Além de dar a sensação de saciedade, esses alimentos garantem proteínas suficientes para o bebê e ainda ajudam a dar elasticidade à sua pele, evitando estrias;

8 – Para evitar o inchaço, comum no último trimestre, é importante ingerir muito líquido e moderar no consumo de sal;

9 – Seu prato deve ser bem colorido, o que indica a variedade de nutrientes;

10 – Faça suas refeições com calma, sem pressa de engolir os alimentos. Isso ajuda a lidar com os sintomas de gravidez, facilita a sua digestão e evita que você coma mais do que sua fome realmente exige;

11 – Cuidado com os alimentos dietéticos e adoçantes em excesso. Eles contêm substâncias químicas. Converse com seu médico a respeito;

12 – Evite alimentos que contenham muita gordura, como creme de leite e alguns tipos de carnes vermelhas e embutidos;

13 – Corte as frituras e empanados durante os nove meses. Estes alimentos só irão engordá-la, pois possuem um tipo de gordura que não é utilizada nem pelo seu organismo, nem pelo de seu bebê;

14 – Pratique hidroginástica. É ótimo para manter em ação toda a musculatura de seu corpo e sem causar nenhum tipo de impacto que possa comprometer o bebê;

15 – Faça seu cardápio com o profissional da Nutrição.

Guarde aqui a sua dieta feita pelo nutricionista.

Semana 31

Fotos

O ensaio de gestante é feito para registrar uma das fases mais importantes da vida. Uma mulher grávida tem um brilho a mais nos olhos que a deixa linda e radiante. Isso precisa ser registrado e eternizado!

Vale a pena separar um dia para olhar para você. O quanto seu corpo mudou... quão incrível é saber que tem uma pessoinha crescendo dentro de você! O formato da sua barriga, que é só sua e não é igual a nenhuma outra... e toda a beleza de ser mãe, sem importar que tipo de mãe é você: moleca, mãezona, coruja, superprotetora ou brincalhona! A família merece!

Cole aqui a foto mais linda de você grávida.

Semana 32

Ultrassonografia 3D e 4D

Quando fazer? Entre 30 e 34 semanas – Data: _____/_____/________

O que é verificado? Ver a imagem do bebê no útero com mais qualidade.

O ultrassom em 3D mostra imagens do bebê em três dimensões e a 4D (que conta o tempo como a quarta dimensão) mostra essas mesmas imagens, só que em movimento.

Com os ultrassons em 3D e 4D, o que se enxerga é a pele que cobre o bebê. Dá para ver o formato do nariz e da boca, observar um bocejo ou vê-lo colocando a língua de fora. Dá para ver até se ele se parece mais com a mãe ou com o pai.

A tecnologia pode ser útil também para mostrar mais detalhes sobre alguma anormalidade já detectada (lábio leporino, por exemplo), para preparar a família e já deixar os médicos prontos para uma eventual cirurgia depois do parto. E também para avaliar o coração e outros órgãos internos e ainda calcular volumes.

Este tipo de ultrassom é tão seguro quanto a ultrassonografia comum. A imagem é formada na verdade por uma composição de imagens bidimensionais.

Cole aqui a "foto" do seu bebê.

Semana 33

Estimativa de fraldas

Sempre ficamos com aquela dúvida: qual a quantidade de fralda que devemos comprar? Se fizermos um chá de bebê, ficamos na incerteza de que tamanho pedir e qual quantidade para cada tamanho. O que mais usamos quando a criança nasce são as fraldas descartáveis – e esse cálculo realmente não é tão simples.

Tamanho RN (até 3,5 kg) Muitos bebês nem chegam a usar o tamanho RN, pois já nascem com um peso igual ou superior à capacidade citada pelo fabricante. Entretanto, é recomendável adquirir pelo menos 1 ou 2 pacotes para estar preparada caso seu bebê resolva fazer uma surpresinha chegando antes do tempo previsto. Eu usei bastante fralda RN, até mesmo porque fralda muito larga acaba vazando. E os meus filhos nunca foram bebês enormes.

Tamanho P (até 5 kg) Nos primeiros dois meses de vida do bebê, as trocas de fralda são mais frequentes, sendo necessárias, em média, 12 fraldas por dia ou 360 fraldas por mês do tamanho P. Apesar de existirem fraldas com alto poder de absorção, é recomendável a troca frequente para deixar a pele do bebê sempre limpa e sequinha. O acúmulo de xixi pode favorecer o surgimento de assaduras e a proliferação de fungos, principalmente em meninas. Além disso, com a amamentação no peito, as crianças evacuam muito mais, aumentando o número de troca de fraldas.

Tamanho M (de 5 kg a 9 kg) Por volta do 3º mês o bebê já começa a usar fraldas do tamanho M, que é ideal para crianças com mais de 5 kg. Agora as trocas já são menos frequentes sendo necessárias cerca de 6 fraldas por dia.

Tamanho G (de 9 kg a 12 kg) Com cerca de 9 meses as crianças mudam novamente de tamanho e começam a usar o G. Nessa fase costumam ser gastas 6 fraldas por dia.

Tamanho EG (acima de 12 kg) Após os 18 meses há nova troca de tamanho, mas a quantidade de fraldas usada diariamente permanece em torno de 5 unidades.

Os dados anteriores são uma estimativa; os números variam muito de bebê para bebê .

Tamanho	Comprar	Comprei
RN		
P		
M		
G		
GG		

Semana 34

Chá de bebê

O chá de bebê, também conhecido como chá de fraldas, é um momento muito importante para toda a família, já que vem festejar a chegada de uma criança, além de ajudar os pais a prepararem tudo para o nascimento do pequeno.

Planejando o chá de bebê perfeito

Estas são algumas coisas a considerar ao planejar a festa:

Escolher o local

Considere o que a mamãe gostará mais. Ela é caseira? Ela gosta de sair para almoçar com as amigas?

1. Em casa - é reservada, confortável e íntima, ideal para um evento tão pessoal. Você tem liberdade total na cozinha e todos sabem onde é o banheiro!

2. Em um restaurante - tudo o que você precisa fazer é ligar antes, informar o número de convidados e pronto. Tente acomodar as preferências de todos ao escolher um restaurante, mas a cozinha preferida da futura mamãe deve ser prioridade.

3. No escritório - todos estão ocupados no trabalho, mas arrumar uma hora para comemorar o novo bebê de uma colega vale a pena.

4. Destino - spas, jardins e feiras de artesanato são destinos populares para chás de bebê.

5. Salão de festa - quando pensa em fazer uma festa maior e uma linda decoração.

____

Escreva aqui o local escolhido para a comemoração.

Tema para chás de bebê

Antes de começar a criar convites e decorações, é útil organizá-los em um tema. O tema deve refletir a personalidade e as preferências da futura mamãe, e também pode ser centralizado no novo bebê. Por exemplo, se você não sabe o sexo do bebê, poderia criar um tema com borboletas, com ursos, ou simplesmente escolher uma cor. Se você sabe que será uma menina, um tema de fadas cor-de-rosa, com um bolo em forma de castelo fica ótimo!

Escreva aqui o tema escolhido.

Convites

Se você estiver enviando os convites, considere o tema escolhido e o que a futura mamãe gosta em termos de desenho e texto. O número de pessoas que você convida depende do espaço, do horário e do relacionamento da mãe com cada pessoa. Se você não tiver certeza, pergunte a outras amigas em seu círculo.

Cole aqui o convite.

Decoração

Após a escolha do tema você poderá usar e abusar da decoração. Lembre-se que o simples é sempre o mais chique.

Alimentação e bebidas

Os lanches do chá de bebê não precisam ser elaborados. É fácil arrumar um bufê simples, especialmente se você escolher e pedir os pratos antecipadamente. Pergunte sobre alergias alimentares ou necessidades dietéticas especiais, e também como a mãe se sente sobre servir bebidas alcoólicas durante a festa.

Jogos para chás de bebê

Comece a festa quebrando o gelo. Peça que todas levem fotos de si mesmas de quando eram bebês, para mostrar e tentar adivinhar quem são. Você pode incluir brincadeiras sobre conhecimentos gerais, corridas com ovos, barras de chocolate em fraldas – um clássico! – e testar os conhecimentos das convidadas sobre nomes de filhotes.

Lista de presentes

A lista facilita, e muito, a escolha do presente de seus convidados, que terão certeza de que o presentinho agradará. Facilita também a vida da mãe, que evita receber peças repetidas ou que não terão grande utilidade. A lista de chá de bebê *on-line* é uma excelente opção. Atualmente é possível fazer a lista em lojas virtuais de artigos para bebês, ou seja – você não precisa sair de casa para escolher (vê tudo o que está disponível na internet e escolhe os itens de que gostou), nem as convidadas para comprar.

Outra vantagem da lista de chá de bebê *on-line* é que você pode receber presentes de amigas que moram longe, e que não conseguirão ir à festa, mas fazem questão de presentear o bebê. Ajuda também aquelas pessoas que querem dar algo para seu filho assim que ele nascer, mas que não poderão ir à maternidade (por uma questão geográfica, ou mesmo por não se sentirem íntimos o suficiente para fazerem uma visita naquele momento).

Cole aqui a foto do seu chá de bebê.

Semana 35

Lavar as roupinhas

A primeira sugestão dos pediatras é lavar todas as roupinhas antes do bebê vesti-las, inclusive fraldas, toalhas e lençóis. Nada deve entrar em contato com a pele delicada do bebê antes de ser devidamente higienizado.

Isso porque mesmo as roupas novas podem estar com poeira, ácaros e fungos, que afetam a saúde do recém-nascido.

É claro que nada grave vai acontecer se o bebê usar uma roupinha sem lavagem prévia, mas podem aparecer algumas irritações ou alergias na pele, causando desconforto.

A dica é que mães e pais, comecem a lavar todo o enxoval do bebê que está para chegar. Nessa fase é recomendável ficar com tudo preparado para o caso de o bebê chegar antes da hora. O sabão recomendado é o de coco, porém, consulte o pediatra sobre qual o melhor a ser utilizado.

Cole aqui a foto da primeira roupinha.

Mala da maternidade

Maternidade e bebê 6 Kits maternidade	Body		Mijão		Macacão		Meia/luva	
	Comprar	Comprei	Comprar	Comprei	Comprar	Comprei	Comprar	Comprei
1º Kit nascimento								
2º Kit reserva para o kit 1								
3º Kit segundo dia								
4º Kit reserva para o kit 3								
5º Kit saída de maternidade								
6º Kit reserva para o kit 5								
Fralda descartável								
Paninho de ombro								
Paninho de boca								
Bolsa bebê								
Mala maternidade bebê								
Saquinhos para organização								
Toalha de banho com capuz								

Produtos de higiene	Sabonete		Cotonete		Escova Cabelo		Pomada	
	Comprar	Comprei	Comprar	Comprei	Comprar	Comprei	Comprar	Comprei

Não Esquecer Maternidade	Quantidade
Dinheiro trocado	
Documentos pessoais	
Carteirinha do plano	
Enfeite de porta	
Lembrancinhas	
Celular/carregador	
Pasta de Pré-Natal	
Lista de pessoas a quem avisar	

Maternidade Mamãe	Comprar	Comprei
Mala maternidade		
Roupas para saída da maternidade		
Roupa botão para amamentação		
Absorventes		
Absorventes para seios		
Sutiã para amamentação		
Roupão/*Hobbie*		
Elástico para cabelo		
Maquiagem		
Lansinoh		
Calcinhas largas		
Cinta		
Camisola		
Manta de lã		
Manta de algodão		
Casaco		

Produtos de higiene	Sabonete		Cotonete		Escova cabelo/dente		Shampoo/creme	
	Comprar	Comprei	Comprar	Comprei	Comprar	Comprei	Comprar	Comprei

Maternidade e Acompanhante	Quantidade
Roupa de dormir	
Escova e creme para higiene bucal	
Muda de roupa	
Câmera e/ou filmadora	
Bateria/carregador de bateria	
Cartões de memória	

Semana 37

Ultrassonografia final

Quando fazer? Entre 5 e 8 semanas – Data: _____/_____/_____

O que é verificado? Verifica peso e altura do bebê antes do parto.

Com 37 semanas de gestação o bebê chupa os dedinhos, puxa o cordão umbilical e pode medir em torno de 48 cm e pesar cerca de 3 kg! A essa altura ele já treina a respiração com o líquido amniótico e gosta muito do som da voz dos papais. Isso enriquece ainda mais seu desenvolvimento fetal.

Se o seu bebê nascer hoje ele já é considerado a termo, pois já entramos no 9º mês gestacional. A data prevista para seu bebê nascer é uma estimativa que os médicos fazem, porque na verdade eles podem ficar tranquilamente dentro de sua barriga até as 42 semanas de gravidez.

O bebê com 37 semanas de gestação já é exatamente o bebê que nascerá. Devemos saber que quanto mais ele ficar dentro do útero, mais ganhará. Seus pulmões estão bem formados. Nascendo nesta semana todos os seus órgãos já funcionarão como o previsto, sem maiores problemas.

Cole aqui a "foto" do seu bebê.

Amamentação

O leite de cada mãe é formulado exclusivamente para seu bebê e está cheio de células que combatem infecções e proteínas que o ajudarão a mantê-lo feliz e saudável. A amamentação pode ser agradável para ambos.

A falta de prática no início é comum; porém, para se sentir mais segura, você pode contratar uma Consultora em Amamentação. Esta profissional passará noções básicas de como amamentar o bebê, de como será a pega, postura, formas de sugar, como evitar fissuras e empedramentos, manejo da apojadura, ordenha e armazenamento de leite materno.

A consultoria pode acontecer em três momentos diferentes: consultoria preventiva da amamentação para as gestantes, consultoria no pós-parto imediato ainda no hospital e Consultoria no pós-parto já em casa apresentando complicações.

A amamentação é o primeiro contato afetivo entre mãe e filho. É um laço de amor, de entrega, cuidado e carinho, que produz benefícios para a saúde de ambos, porém muitas vezes deixado para trás pela falta de conhecimento. Uma mãe preparada tem a capacidade de produzir leite quando é estimulada. Amamentar é um ato de amor!

Cole aqui a primeira foto do seu bebezinho mamando.

Semana 39

Licença-maternidade

A licença-maternidade é um direito de todas as mulheres que trabalham no Brasil que contribuem para a Previdência Social (INSS). Vale para empregos com carteira assinada, do serviço público, temporários, trabalhos terceirizados e autônomos ou, ainda, trabalhos domésticos.

A licença-maternidade pode gerar muita ansiedade, principalmente para as mulheres que são muito ligadas ao trabalho. Muitos sentimentos podem passar pela cabeça, por exemplo, se será demitida ou não querer voltar a trabalhar, mas precisar do dinheiro. Um momento que precisa ser pensado e muito bem planejado.

Como funciona?

O valor da licença-maternidade (oficialmente denominada "salário-maternidade") é igual ao do salário mensal no caso de quem tiver carteira assinada ou exercer trabalho doméstico. Mesmo donas de casa ou estudantes que não tenham salário, mas que decidam pagar mensalmente para a Previdência, podem receber o salário-maternidade, desde que tenham contribuído para o INSS por pelo menos 10 meses. Nesse caso, o valor do salário-maternidade é o do salário de referência da contribuição. Se a pessoa contribui sobre o salário mínimo, recebe na licença um salário mínimo por mês.

A licença é também assegurada a pessoas que adotam crianças, assim como a quem obtiver a guarda judicial de uma criança com fins de adoção.

Quanto tempo dura a licença-maternidade?

O afastamento é de, no mínimo, quatro meses ou 120 dias corridos e de, no máximo, seis meses ou 180 dias corridos. Para garantir os seis meses, a funcionária precisa fazer o pedido até o fim do primeiro mês após o parto. A maneira mais garantida de você saber se terá ou não direito aos seis meses é procurando informações no departamento de recursos humanos da sua companhia ou conversando diretamente com seu chefe, se estiver em uma empresa de porte menor. Quem adota ou tem a guarda judicial de crianças tem os mesmos direitos garantidos.

Quem paga o salário da licença-maternidade?

No caso de mulheres com carteira assinada, a empresa paga o salário integral.

Para as mães que são autônomas ou exercem trabalho doméstico, o pedido da licença tem que ser feito diretamente na Previdência, que se encarregará dos pagamentos. Mulheres com mais de um vínculo empregatício têm direito a receber o salário-maternidade relativo a cada um dos empregos.

Quem está desempregada pode receber licença-maternidade?

Sim, as mulheres desempregadas também têm direito ao salário-maternidade, desde que a última contribuição ao INSS tenha acontecido até 12 meses antes do parto, ou 24 meses para quem contribuiu por pelo menos dez anos.

O período de "proteção previdenciária" pode ainda ser estendido por outros 12 meses se a mãe comprovar que continua desempregada.

É importante lembrar que grávidas com carteira assinada não podem ser demitidas mesmo que estejam no período de experiência de três meses.

A empresa que demitir uma mulher grávida sem justa causa deve pagar todos os salários correspondentes ao período de licença a que ela teria direito, além dos outros direitos trabalhistas.

Semana 40

Rotina e o sono do bebê

Ter uma rotina é fundamental e indispensável para uma família. Será por meio dessa rotina que a estrutura psíquica e física da criança se organizará.

Será também por meio das suas rotinas que a criança vai antecipando o que acontecerá e adapta o seu comportamento às tarefas seguintes. As rotinas transmitem segurança à criança. É desse modo que ela assimila que no fim da aula a mãe vai buscá-la, ou que antes de jantar ela deve tomar banho.

Uma família desorganizada, com horários irregulares, onde as refeições são servidas em horários diferentes, ou que o banho e a hora de dormir não seguem nenhuma regra, forma crianças inseguras e desorientadas. Os resultados serão visíveis na escola e afetarão também o seu aprendizado. É aquele aluno que não faz a tarefa de casa porque não tem horário estabelecido, não estuda previamente para avaliações, não sabe o que vai acontecer naquele dia, chega atrasado à escola. É aquele filho que não se alimenta direito, dorme a hora que quer, deixa de tomar o seu banho, de escovar os seus dentes e de organizar as suas coisas.

A organização das atividades não impedirá que a criança desenvolva autonomia. Todavia, a rotina é fundamental na formação de cidadãos responsáveis e confiantes. Sua ausência gera medo e ansiedade, não somente nos pequenos como também nos adultos.

A Consultora da Rotina tem a missão de criar rotinas com bons hábitos, orientando os pais ou responsáveis de acordo com a necessidade da família. Mas é importante esclarecer que após as orientações a escolha é sempre da família.

A consulta de prevenção de bons hábitos pode e deve ser realizada ainda na gestação. Regras são essenciais e a rotina é referência na vida de bebês, crianças e adolescentes, porque direciona, organiza e equilibra suas vidas para mais tarde darem conta de seus compromissos, tornando-os adultos mais bem-sucedidos.

Faça a seguir o seu projeto de rotina. Lembre-se que o bebê de 0 a 3 meses não pode ter uma rotina, mas já pode ir criando hábitos saudáveis.

Minha rotina com o bebê

____:____ ______________________________

____:____ ______________________________

____:____ ______________________________

____:____ ______________________________

____:____ ______________________________

____:____ ______________________________

____:____ ______________________________

____:____ ______________________________

____:____ ______________________________

____:____ ______________________________

____:____ ______________________________

____:____ ______________________________

____:____ ______________________________

____:____ ______________________________

____:____ ______________________________

____:____ ______________________________

O Sono

O Sono é o maior desafio da maternidade!

O Sono, ou melhor, a falta dele, é um dos aspectos mais desafiadores para os pais durante o primeiro e o segundo ano de vida do bebê. As maiores dificuldades são conseguir que ele durma durante a noite toda ou que durma no horário correto. Os pais, muitas vezes, relutam em tentar qualquer técnica que exija deixar o seu bebê chorar ou contrariá-lo e, por isso, quase sempre, não conseguem enxergar uma solução possível para o problema, o que resulta em frustração, ressentimento e culpa comprometendo a alegria da família com a chegada do filho. Não é a toa que as reclamações mais comuns sobre o comportamento dos filhos nos consultórios pediátricos durante os primeiros anos da infância estão relacionadas ao sono.

Todos precisam dormir, recém-nascidos, bebês, crianças ou adultos. Mas, enquanto os adultos estão muito acostumados a ir para cama e dormir a noite inteira, para bebês e crianças isso pode ser mais complicado. Diferentes fatores podem afetar o sono do seu filho e, como qualquer coisa, pode fazer a diferença entre um bebê ou criança que tem uma noite de sono ininterrupta e aquele que se revira na cama, insone e inquieto.

A maior parte das pessoas não tem consciência da forma como dorme. Não deitamos na cama e dormimos a noite inteira sem acordar. A maioria dos adultos desperta no mínimo doze vezes durante a noite. Dormimos em ciclos, alternando o sono leve e o profundo. Entre um estágio e o outro, despertamos por um breve período sem acordar totalmente, podendo nos revirar na cama de um lado para o outro. No geral, voltamos a dormir imediatamente e não nos lembramos desses acontecimentos pela manhã. Compreender a forma como dormimos nos ajuda a entender como o seu bebê dorme.

Na alegria de conhecermos nosso novo bebê acabamos aceitando que o processo envolva menos sono para todos. Mas quando semanas de pouco sono se transformam em meses e até anos de noites mal dormidas, as frustrações se acumulam. Antes de percebermos, nosso bebê nem é mais bebê, entretanto, somos pais cada vez mais cansados e só então pensamos no que fizemos de errado durante todo esse tempo e nos sentimos as únicas pessoas no mundo que ainda enfrentam problemas com o sono. Pois saiba, vocês não estão sozinhos. Uma em cada três crianças com menos de cinco anos apresenta alguma perturbação do sono, e uma porcentagem ainda maior não tira cochilos (embora precise muito disso).

A solução pode estar na contratação dos serviços de uma Consultora do Sono Infantil que ajuda a família a criar bons hábitos e evitar problemas futuros com o sono do seu bebê. A profissional monta um plano de ação personalizado reconhecendo onde está o problema, se já existir, ou para prevenir o surgimento de problemas relacionados ao sono.

Cada criança é única, então o que se aplica a uma pode não se aplicar a outra!

Semana 41

Escolha dos padrinhos

Como Escolher os Padrinhos de Batismo do seu filho?

Decisão difícil, né? A "entrega" de um filho a padrinhos escolhidos para o batismo ocorre desde os tempos antigos. Porém, o dilema de como escolhê-los é e sempre será bem difícil e de grande responsabilidade. Talvez a decisão mais difícil que você vai tomar em relação ao seu filho.

Normalmente a decisão é tomada em comum acordo do casal, em que são apontados os familiares mais próximos, amigos e pessoas com maior afinidade e que acreditam que o bom relacionamento e convivência permanecerão para sempre, visando ainda à atenção e aos cuidados que serão dados a criança.

Ser padrinho de uma criança não deve ser só um status e sim uma responsabilidade de cuidar, amar, estar presente. Padrinhos são como "segundos pais".

Independentemente de questões religiosas, a escolha de padrinhos é muito séria e deve ser vista com ponderação pelos pais e também pelos padrinhos quando dizem que aceitam apadrinhar aquela criança. Não é simplesmente participar do ritual de batismo, molhar a cabeça da criança, receber um certificado, tirar foto e tchau tchau. A responsabilidade dos padrinhos vai muito além disso: é dar sequência à vida da criança até a fase adulta, instruir, aconselhar e dar bons exemplos, assim como seus pais.

Colocar na balança todas as questões, inclusive imaginando o futuro, é o melhor caminho!

Nome da madrinha de batismo: ______________________________

Porque ela foi escolhida? ______________________________

____

____

____

____

____

____

Nome do padrinho de batismo: ____

Porque ele foi escolhido? ____

____

____

____

____

____

____

Nome da madrinha de consagração: ____

Porque ela foi escolhida? ____

____

____

____

____

____

____

Nome do padrinho de consagração: ____

Porque ele foi escolhido? ____

____

____

____

____

____

____

Semana 42

Árvore Genealógica

foto da vovó

____

____

foto do vovô

____

____

foto do vovô

____

____

foto da vovó

____

____

foto do papai

____

____

foto da mamãe

____

____

foto do bebê

____

____

PÓS-PARTO

Baby Blues

Nos primeiros dias após o parto, é muito provável que se sinta cansada, feliz, triste, com medo, com muitas dúvidas, ansiosa, frustrada...Normal!

Também pode ter alguma dificuldade em aceitar o seu novo corpo, em lidar com as dores e desconfortos físicos, dormir mal e ter dificuldades na amamentação.

O primeiro mês de vida do bebê exige muito da mãe e, por isso mesmo, você deve focar em si mesma e no seu bebê.

O período imediatamente posterior ao parto não é nenhum bicho de sete cabeças, mas exige alguns cuidados para assegurar uma recuperação tranquila.

Quarentena ou resguardo são nomes populares para designar o puerpério, etapa da vida da mamãe que começa depois do nascimento do bebê. Além dos cuidados com o novo membro da família, a mamãe precisa também cuidar da sua recuperação pós-gestação e pós-parto.

Arcar com a responsabilidade de zelar por uma vida, totalmente dependente, é um desafio e tanto para a nova mãe. Mas não é o único. Existe ainda a preocupação de lidar com as novas emoções e de restabelecer o corpo, que encarou muitas transformações ao longo da gestação.

O puerpério pode ocorrer até a 6ª ou 8ª semana pós-parto. Neste período os órgãos reprodutivos voltam ao seu estado normal. O útero, por exemplo, que durante a gestação cresce 50 vezes o seu tamanho precisa desse tempo para se recuperar.

Essa fase, digamos, peculiar começa com a queda brusca dos níveis hormonais no pós-parto, capaz de provocar desânimo e cansaço, o que torna imprescindível o apoio do pai e da família. Aproximadamente 80% das novas mães experimentam sentimentos de tristeza e insegurança. Esse estado, que costuma durar até 15 dias, é chamado de *baby blues*.

Nos primeiros dias, nas condições físicas da nova mãe, costuma aparecer um sangramento de coloração avermelhada que, ao longo das semanas, passa a um tom marrom, amarelado e, por fim, transparente, podendo variar de mulher para mulher. O fluxo será mais intenso se o parto tiver sido normal. Isso porque a retirada da placenta estimula a expulsão dos tecidos remanescentes, promovendo a regeneração uterina.

Esse processo de recuperação torna o sexo proibido no puerpério, mas não significa que você não possa namorar seu parceiro.

Lembre-se de que você terá ajuda extra para resgatar o antigo corpo: o aleitamento, que não só favorece o recém-nascido, como induz a liberação de hormônios para que o útero retorne ao tamanho normal. Quando a criança suga o seio, a glândula hipófise, localizada no cérebro, recebe um estímulo para produzir o hormônio ocitocina que, entre outras funções, promove a redução do volume abdominal. Em razão desse processo, é normal sentir cólicas nas primeiras semanas.

As atividades do dia a dia devem ser retomadas aos poucos; a mamãe precisa descansar. Dormir é essencial para evitar cansaço e irritação. Isso não quer dizer que necessite ficar deitada a quarentena inteira. Os exercícios que a mulher faz para sentar, levantar e andar estimulam a musculatura abdominal a voltar ao normal.

Carregar peso, como o filho mais velho, deve ser evitado pelo menos nos primeiros 30 dias.

Existem verdades e mentiras em torno dessa fase. O ideal é procurar o seu médico obstetra e ter uma boa conversa para que todas as dúvidas sejam esclarecidas.

Veja a seguir as principais dúvidas das mulheres sobre o Puerpério:

- Enquanto a mulher estiver amamentando não há chances de engravidar.

Mentira. Embora a possibilidade engravidar possa estar reduzida por causa da amamentação, o risco existe, sim, e por isso a prevenção é necessária.

- A mulher não pode lavar a cabeça nos primeiros dias após o parto.

Mentira. Não há problema em lavar a cabeça e isso já pode ser feito no primeiro dia.

- A queda de cabelo pode aumentar nesse período.

Verdade.O cabelo cai em virtude da alteração da taxa de alguns hormônios da mulher nessa fase. Fique tranquila, é algo passageiro. Respeitando as transformações do seu corpo, o puerpério passará sem maiores transtornos e preocupações.

Cuidados em relação a esforços físicos durante o puerpério:

A dor é o termômetro do esforço da mamãe. É a própria mulher quem vai impor o limite na sua vida diária. Normalmente, em 45 dias a mulher já faz os serviços de casa sem dificuldade. Exercícios físicos são proibidos. Nadar e caminhadas somente depois de 45 dias. Ginástica e corrida depois de dois meses e para os esportes coletivos deve-se esperar três meses.

O ato de dirigir um carro, pisando nos pedais, requer o trabalho da musculatura abdominal e do períneo (região entre o ânus e a vagina), prejudicando a cicatrização, e isso impede a mulher de dirigir no primeiro mês pós-parto.

Relações sexuais são contraindicadas no primeiro mês. Os vasos do útero onde antes ficava a placenta estão abertos, como já comentado, e há risco de contaminação e infecção. O atrito do pênis durante a penetração também causa dor. O sexo deve começar devagar e gradualmente e somente com a autorização do seu médico obstetra.

Dicas

- Tenha uma alimentação rica em fibras e líquidos para estimular o intestino e evitar gases.
- O motivo dos seios racharem e ficarem muito doloridos pode ser a pega errada do bebê. Peça orientação ou a visita de uma Consultora de Amamentação em sua casa.
- Ficar triste e cansada é normal, mas se isso interferir no seu dia a dia e nos cuidados com o bebê, informe ao seu médico.
- Não tenha vergonha de pedir ajuda, se for possível, peça ajuda a parentes ou amigos para as tarefas da casa como faxina, recolher lixo, e até mesmo fazer compras para a casa.
- Não basta ser pai, tem que participar: converse com seu marido e mostre que a participação dele é essencial nessa fase, não só em relação aos afazeres da casa como também com os cuidados com o bebê (sim, ele pode e deve trocar fraldas e dar banho no bebê).

Pense nos primeiros três meses de vida do seu bebê como o quarto trimestre da gestação, proporcionando-lhe um ambiente similar ao que tinha na sua barriga.

Quando nasce, o bebê é atirado para um mundo completamente desconhecido, sente fome, sente medo, sente frio, sensações desconhecidas até então. O bebê precisa se sentir seguro e protegido e a presença e os cuidados maternos são essenciais para uma boa adaptação à vida extrauterina.

Embrulhar o bebê, embalá-lo e pegá-lo no colo, reproduzir o som “shhhhhhhhh” ao seu ouvido, dar de mamar e mimar o bebê são técnicas que o farão recordar o aconchego e os barulhos que estava habituado a ouvir no útero materno, ajudando-o a relaxar.

Recriar o ambiente uterino que o bebê ainda quer… mesmo estando fora do útero.

E mais...

As dúvidas são infinitas, então que tal anotá-las e levar junto a você na sua consulta de pós-parto? O cansaço dos primeiros dias nos faz esquecer algumas coisinhas importantes.

Anote todas as suas dúvidas após ler todas essas informações.

Dados do Bebê

Nome: ____

Data de nascimento: ____________________ Hora: ____________________

Cidade: ____________________ Estado: ____________________

Endereço: ____

Maternidade: ____

Quarto: ____

Peso: __________ Altura: __________ APGAR: __________ Cor da pele: __________

Se parece com: ____

Seus olhos são: ____________________ Seus cabelos são: ____________________

Cole aqui a primeira foto do seu bebê!

Os primeiros momentos do bebê

A vida está passando rápido demais, então registre aqui cada momento de amor vivido entre vocês!

Primeiro banho

Data: ____/____ /____ ____

Primeiro Mesversário

Data: ____/____ /____ ____

Primeiro Carnaval

Data: ____/____ /____ ____

Primeiro Natal

Data: ____/____ /____ ____

Primeiro Ano Novo

Data: ____/____ /____ ____

Primeira viagem

Data: ____/____ /____ ____

Primeira vez mais legal!

Data: ____/____ /____ ____

Primeiro corte de cabelo

Data: ____/____/____ ____

Primeiro Aniversário

Data: ____/____/____ ____

Uma carta de amor

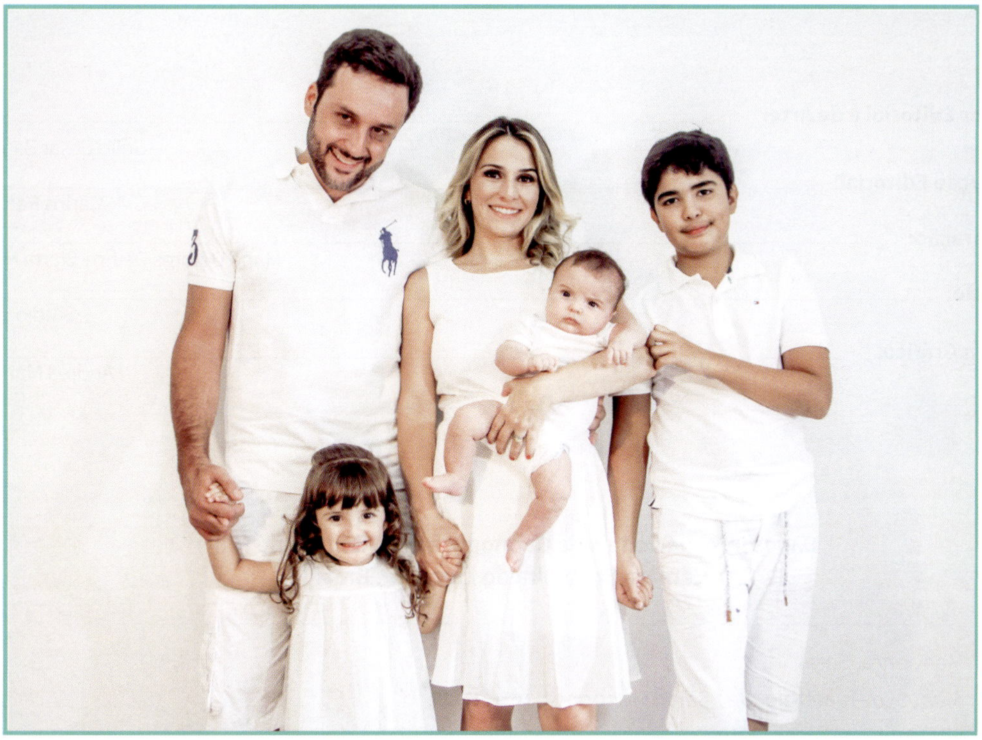

Sobre a Autora

Sarah Mendonça é apaixonada pelo mundo da maternidade. Possui certificações internacionais pelo **International Maternity and Parenting Institute**, pelo **Family Wellness International Institute** e **pela Discipline Positive Association**. E ainda nacionais pelo Instituto Mãe, **Instituto Assessoria Mamãe e Criança Segura Brasil**.

Atua como profissional especialista em cronograma gestacional, educadora integrativa do sono infantil, educadora parental da disciplina positiva e mobilizadora do Instituto Criança Segura Brasil, integrante da **Safe Kids Worldwide**, rede global de prevenção de acidentes na infância, presente em 33 países, nos cinco continentes.

Contato

+55 (21) 98863-2315

sarah@manualdamaternidade.com.br

www.manualdamaternidade.com.br

@sarahmendoncarj

sarahmendoncarj/

Diretor Editorial e de Arte: Julio César Batista

Produção Editorial: Carlos Renato

Preparação: Maria Dolores Delfina Sierra Mata

Revisão: Studio Lizu

Design Gráfico: Andréa Martins

Dados Internacionais de Catalogação na Publicação (CIP)
(Câmara Brasileira do Livro, SP, Brasil)

Mendonça, Sarah
Manual da maternidade / Sarah Mendonça.
São Paulo : nVersos, 2019.
ISBN 978-85-54862-17-6
1. Diários 2. Gravidez 3. Mães e bebês 4. Mães e filhos 5. Maternidade 6. Pais e filhos I. Título.
19-27553 CDD-649.1

Índices para catálogo sistemático:
1. Maternidade : Vida familiar 649.1
Cibele Maria Dias - Bibliotecária - CRB-8/9427

1ª edição – 2019
Esta obra contempla o Acordo Ortográfico da Língua Portuguesa
Impresso no Brasil - Printed in Brazil
nVersos Editora: Rua Cabo Eduardo Alegre, 36 - cep: 01257060 - São Paulo – SP
Tel.: 11 3382-3000
www.nversos.com.br
nversos@nversos.com.br

nVersos

nversos.com.br
/nVersosEditora
@nVersos
nVersosEditora
@nVersosEditora